■ „Ein Zeichen für Alzheimer-Krankheit ist ein niedriger Acetylcholinspiegel im Gehirn. Cholin und Lecithin vermögen Menschen mit **Alzheimer** und anderen Formen von **Demenz ... zu helfen**, indem der Acetylcholinspiegel im Gehirn angehoben wird."

Burgersteins Handbuch Nährstoffe,
11. Auflage, Haug, 2007

■ „**Choline** benötigt man für die normalen Zellfunktionen, unabhängig von Alter oder Geschlecht. Es gibt immer mehr Beweise dafür, dass es besonders für Frauen, vor allem im gebärfähigen Alter, wichtig ist."

Steven H. Zeisel, Universität von North Carolina, 2004

Haralambie, Dana
Lecithin & Co.
Powernahrung für Gehirn und Nerven
Lektorat: Agentur Spu.K, Bonn
© LebensBaum Verlag
in J. Kamphausen Verlag &
Distribution GmbH, Bielefeld

Projektleitung: Susann Obermeier
Umschlaggestaltung, Innenlayout:
Sabine Schiche, ad department, Bielefeld
Fotos und Abbildungen:
siehe Bildverzeichnis
Druck & Verarbeitung:
media-print, Paderborn

**www.lebensbaum-verlag.de**

Bibliografische Information der Deutschen Nationalbibliothek
Die Deutsche Nationalbibliothek verzeichnet diese
Publikation in der Deutschen Nationalbibliografie;
detaillierte bibliografische Daten sind im Internet
über http://dnb.d-nb.de abrufbar.

1. Auflage - 2010

ISBN 978-3-928430-64-7

Alle Rechte der Nutzung, des Nachdrucks, der Verwertung und Verbreitung
oder Verarbeitung – auch auszugsweise – vorbehalten.
Alle Angaben in diesem Buch wurden von der Autorin sorgfältig geprüft.
Jegliche Haftung für Personen-, Sach- und Vermögensschäden ist jedoch ausgeschlossen.

*Dana Haralambie*

# Lecithin & Co.

## Powernahrung für Gehirn und Nerven

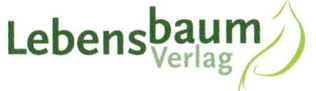

**Ein wichtiger Hinweis für unsere Leserinnen und Leser:**

Bei der Erstellung dieses Buches haben der Verlag und die Autorin intensiv recherchiert und darauf geachtet, dass die genutzten Quellen aktuell und seriös waren. Da die Wissenschaft in ständiger Weiterentwicklung ist, können die in diesem Buch dargestellten Erkenntnisse natürlicherweise nur den Wissensstand zum Recherchezeitpunkt abbilden.

Weiterhin sind alle Angaben im Buch als Informationen und Anregungen zur Unterstützung der Gesundheit zu verstehen. Weder die Autorin noch der Verlag können Angaben machen, die eine Beratung oder Behandlung durch Ärzte oder Heilpraktiker ersetzen. Wenn sich aus der praktischen Umsetzung der in diesem Buch vorgestellten Informationen etwaige Probleme oder Schäden ergeben, können Verlag und Autorin keinerlei Haftung dafür übernehmen. Jede Leserin und jeder Leser sollten in eigener Verantwortung entscheiden, wie mit den Informationen dieser Publikation umzugehen ist. Nehmen Sie die Warnungen und Hinweise im Text ernst. Sprechen Sie, insbesondere wenn Sie erkrankt sind, mit Ihren Therapeuten über die Anwendung von Lecithin und die anderen hier genannten Stoffe sowie die hier dargestellten wissenschaftlichen Erkenntnisse.

**Dana Haralambie** hat Geistes- und Naturwissenschaften studiert. Die Diplom-Geografin mit Schwerpunkt Geomedizin arbeitet als Seminartrainerin und systemischer Coach in den Themenbereichen „Stress im Beruf" sowie „Lebenslanges Lernen". Sie widmet sich als freie Autorin gesundheitlichen Themen wie „geistige Fitness" und „gehirngesunder Umgang mit Stress".

# Inhalt

## 1 Wie Gedanken entstehen und vergehen — 7
Was passiert, wenn das Gehirn Neues lernt? — 8
Und wie ist das mit dem Vergessen? — 9
Die Biochemie unserer Gedanken — 11
Zarte Gedanken – beeindruckend schnell — 13
- Exkurs: Lernen alte Menschen anders als junge? — 13

Demenz – wenn man „den Verstand verliert" — 15
Wohin geht das Gedächtnis? — 17

## 2 Lecithin – Grundstoff unserer Körper- und Gehirnzellen — 18
Ein bisschen babylonisch: Was heißt hier „Lecithin"? — 19
Wie wirkt Lecithin im Gehirn? — 19
Wann brauchen wir viel Lecithin? — 21
Lecithin bringt uns ins Denken — 22
Von Experten empfohlen: Lecithin als Gesundheitshilfe — 24
„Wie viel Lecithin?" hängt davon ab, wer es nimmt — 24
- Exkurs: Stress und Lecithin — 25

### War da noch was? – Weitere Wirkungsfelder von Lecithin — 27
Zwei wie Tag und Nacht: Lecithin und Cholesterin — 27
Wie die Leber profitiert — 28
Keine Panik vor dem Ei! — 29
- Exkurs: Gesunde Brust durch höhere Cholingaben? — 30
- Exkurs: Studienergebnisse: Was für Männer gilt, muss für Frauen noch lange nicht passen — 31

## 3 PS & Co. – welche Stoffe das Denken und Lernen noch unterstützen — 32
Freundliche Helfer für das Gehirn — 32
Phosphatidylserin (PS) — 33
Omega-3-Fettsäuren — 34
Vitamin $B_6$ — 35

| | |
|---|---|
| Folsäure | 36 |
| Vitamin B$_{12}$ | 37 |
| Vitamin E | 38 |
| ▪ Exkurs: Zuckersüße Gefahr: Diabetiker und Hirnerkrankungen | 39 |
| Ein kurzer Überblick: Womit lässt sich das Gehirn schützen? | 41 |

## 4 Prävention aus dem Kochtopf 42

3 Garanten für hohe Qualität 43
▪ Exkurs: Nüsse statt Chips 44
▪ Exkurs: Soja: Ein ganz besonderes Böhnchen 45
▪ Rezepte 46

## 5 Bewegende Argumente 51

▪ Exkurs: Ein bewegter Körper bewegt den Geist 52
Was hilft am besten? 53

### Zwei Übungen für Zwischendurch 55

Zurück in die 1. Klasse: Lernen Sie neu zu schreiben 55
Behalten Sie den Überblick! 56

| | |
|---|---|
| Glossar | 58 |
| Sachverzeichnis | 60 |
| Literaturverzeichnis | 62 |
| Internet-Quellen | 63 |
| Bildverzeichnis | 63 |

# Wie Gedanken entstehen und wie sie vergehen 1

Woher wissen wir eigentlich, wer wir sind? Was macht uns zu einem unverwechselbaren, einzigartigen Menschen? Unser Gedächtnis!

Das Gedächtnis bildet das Fundament unseres sozialen Lebens – jede Beziehung zu einem anderen Menschen wird davon geprägt, dass wir uns erinnern: an gemeinsame Erlebnisse, an gemeinsame Verluste, an Einzelheiten aus dem Leben des anderen. Das Gedächtnis bildet auch die Grundlage für unsere berufliche Existenz: Wir sammeln Faktenwissen und handwerkliches Können und bauen ein Leben lang darauf auf, wenn wir Neues dazulernen. Auch das Bild, das wir uns von uns selbst machen, ergibt sich aus unserer Fähigkeit, Geschehenes zu speichern und bei Bedarf wieder abzurufen – wir SIND unser Gedächtnis.

Was aber, wenn unser Gedächtnis langsam schwindet?
Das Gedächtnis Schritt für Schritt zu verlieren gehört zu den unangenehmsten Vorstellungen des Alterns. Aber ein „Gedächtnis wie ein Sieb" kann auch noch andere Ursachen haben. So verursacht lang andauernder Stress auch schon bei jüngeren Menschen Probleme, sich zuverlässig an Fakten oder Erlebnisse zu erinnern. Denn Stress greift die Nervenzellen im Gehirn an und verändert damit unser Erinnerungsvermögen.

Dieses Buch zeigt, wie das Gehirn gesund erhalten und die Nerven gestärkt werden können und wie sich die Konzentration verbessern lässt, damit wir uns lange über ein gutes Gedächtnis freuen können. Und es bietet eine Vielfalt an Möglichkeiten: Lecithin als natürliche Art, das Gehirn biochemisch zu unterstützen und dabei noch von einigen sehr angenehmen Nebeneffekten zu profitieren. Begleitende Vitalstoffe und Vitamine, die Lecithin in seiner Wirkung fördern können. Rezepte, mit deren Hilfe wir Lecithin direkt aus der Natur aufnehmen. Und einige körperliche Übungen, die helfen, die Koordination geistiger und körperlicher Prozesse zu trainieren.

## Was passiert, wenn das Gehirn Neues lernt?

Der Lernvorgang ist ein hochkomplexer Prozess. Um sich das Ganze besser vorstellen zu können, hilft ein Ausflug in den Urwald.

Wer Neues lernt, befindet sich am Rande eines undurchdringlichen Dschungels. Er steht vor der schier unüberwindbar erscheinenden grünen Wand eines bisher noch nie betretenen Waldstücks. Nun aber kommt eine neue Information, und die bahnt sich zaghaft ihren Weg durch das Dickicht. Beim Lernen „schlagen wir mit der Machete einen ganz neuen Weg in unbekanntes Gelände". Machen wir es konkreter: Wir wollen Spanisch lernen. Der Dschungel entspricht dem noch

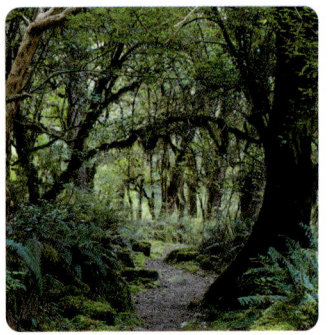 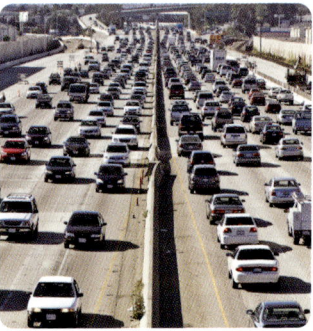

Ein Fußpfad durch den Dschungel oder eine mehrspurige Autobahn – das hängt davon ab, wie oft wir einen Gedanken denken und eine Information abrufen.

jungfräulichen Bereich „Spanische Sprache" in unserem Gehirn. Heute lernen wir die erste Vokabel. Dafür legen wir eine kleine Schneise an in dem uns unbekannten Dschungel. Da, wo wir den Fuß hinsetzen, machen wir aus unbekanntem nun bekanntes Gelände. Wir legen neue Denkstrukturen an.

Nehmen wir zum Beispiel das gerade neu gelernte Wort „amiga" – das bedeutet Freundin. Dieses Wort üben wir jetzt ein paar Tage lang. Damit erweitert sich jeden Tag die kleine Schneise, sie wird breiter, der Boden wird fester, und bald ist schon ein richtiger Fußpfad entstanden, der so schnell nicht wieder zuwächst. Wir haben also etwas gelernt, das nicht wieder vergessen wird, auch wenn wir zwei, drei Tage lang die Wiederholungen unterbrechen.

Das spornt an und so üben wir weiter. Noch besser geht es mit einer guten Eselsbrücke. Aus dem Fußpfad wird durch das tägliche Begehen – das Wiederholen – eine kleine Straße, auf der sogar Autos fahren könnten. Wir wiederholen das Wort weiter: Nach und nach entsteht eine breite, mehrspurige Autobahn. Und jedes Mal, wenn wir uns das Wort wieder ins Gedächtnis rufen, wird es leichter, es abzurufen. Fragen wir uns anfangs noch: „Was hieß noch mal Freundin auf Spanisch?", so denken wir nun ganz selbstverständlich an „amiga", sogar ohne Eselsbrücke. Wir haben es geschafft: Die viel befahrene Autobahn ist jetzt so gut ausgebaut, dass man das Wiederholen auch ein Jahr lang einstellen kann – das spanische Wort bleibt in unserem Gedächtnis. Deswegen kennen wir auch nach Jahrzehnten noch die Namen von Schulfreundinnen aus der Grundschulzeit, mit denen wir intensiv zu tun hatten.

## Und wie ist das mit dem Vergessen?

Wenn wir etwas Neues lernen, aber nicht gleich intensiv üben, dann entsteht nur der eben schon erwähnte kleine Fußpfad. Der aber kann wieder zuwachsen und zu dem gleichen undurchdringlichen Dickicht werden, das es vorher schon gab.

Es gibt auch Informationen, die wir oft wiederholt haben, aber das ist schon einige Jahre her. Altes Schulwissen fällt darunter – wer kennt beispielsweise heute noch die binomischen Formeln, die man mal so

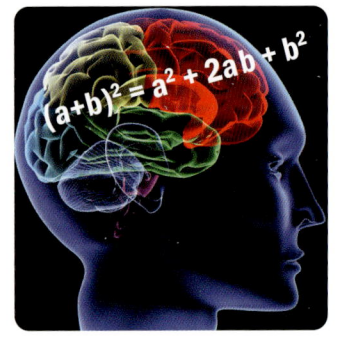

sehr pauken mussten, um keine 5 in Mathe zu schreiben? Wer nicht beruflich damit zu tun hat, dürfte sie sicherlich vergessen haben. Was ist passiert?

Unser Gehirn ist ein wunderbares Organ: Es arbeitet sehr effizient und sorgt dafür, dass wir nicht unnötige Energie vergeuden. Wenn wir eine Information abspeichern, kostet das Energie. Und es kostet auch Energie, diese Information abrufbereit zu halten. Wenn nun erkennbar keine weiteren Abrufe („Wie hießen doch gleich die binomischen Formeln?") mehr stattfinden, dann werden die anscheinend überflüssigen Informationen gelöscht. Um im Bild des Dschungels zu bleiben: Die mehrspurige Autobahn, auf der keiner mehr fährt, wird aktiv wieder zurückgebaut. Entweder gewinnt an dieser Stelle der Dschungel seinen Einfluss zurück (d. h., wir vergessen alles, was in dieser Hinsicht mit Mathematik zu tun hat) – oder wir legen einen neuen Pfad an, der nach und nach zur Autobahn wird (d. h., wir lernen etwas um oder verknüpfen es mit anderen Informationen). So spart unser Gehirn wertvolle Energie, denn die ist ja nicht unbeschränkt verfügbar.

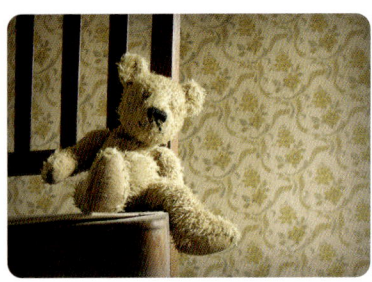

Erinnerungen, die mit positiven Gefühlen verbunden sind, halten länger

Nun bleibt noch die Frage, warum wir den Namen einer alten Schulfreundin noch wissen, die binomischen Formeln aber nicht mehr, obwohl wir Letztere sogar viel später im Leben gelernt haben. Ganz einfach: Wir verknüpfen Informationen mit Gefühlen. Diese Gefühlsregungen können die Gedächtnisbildung sehr beeinflussen – im Positiven wie im Negativen. Wenn man beispielsweise in der Zeit des Lernvorgangs eine Belohnung erfährt, etwa weil die Freundin sich gefreut hat, dass wir ihren Namen aussprechen, so führt das zu einer positiven Verankerung, und die hält ausgezeichnet. Haben wir aber beim Lernen Stress empfunden, etwa Angst vor dem Versagen in der Klassenarbeit, dann blockiert das Gedächtnis, und die Erinnerung fällt sehr schwer.

## Die Biochemie unserer Gedanken

Der oben beschriebene „Dschungelautobahn"-Prozess läuft biochemisch ab. Und das geht so:
Unser Gehirn setzt sich zusammen aus geschätzten 100 Milliarden Nervenzellen, den **Neuronen**. Jedes Neuron besteht, ganz vereinfacht gesagt, aus einem **Zellkörper** und mindestens einem **Axon**.

Der **Zellkörper** ist wie ein kleiner Ballon, in dessen Bauch sich wichtige Bestandteile befinden:

- der Zellkern, der die Erbinformation der Zelle enthält: ihren Bau- und Funktionsplan;
- die Mitochondrien, die „Kraftwerke" der Zelle, die für die Energieversorgung zuständig sind, indem sie Zucker- und Fettmoleküle aufspalten und die Zelle „füttern";
- das glatte endoplasmatische Retikulum, eine Art Produktions- und Lagerhalle für Substanzen, die wichtig für die Zelle sind;
- verschiedene andere nützliche Einheiten wie „Wasserspeicher" (Vakuolen), Protein-Bildner (Ribosomen), Protein-Speicher (Golgiapparat) etc.

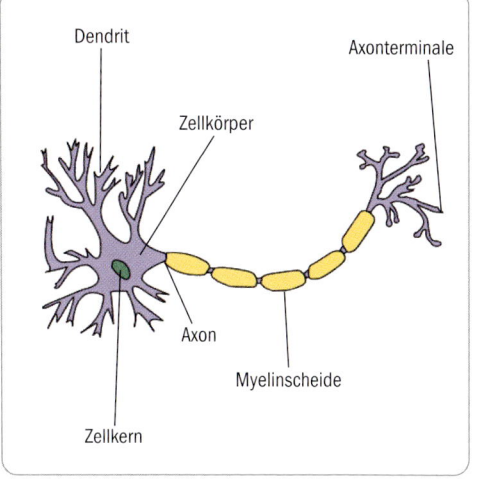

Das **Axon** ist eine Nervenfaser. Sie ragt wie ein langer Strang aus dem Zellkörper heraus und stellt die Verbindung der Zelle zur Außenwelt dar. Das Axon übernimmt die Kommunikation mit den anderen Zellen, indem es elektrische Impulse weiterleitet: Es sendet Signale aus und übermittelt damit Botschaften. Es leitet auch unsere Gedanken weiter. Das klappt aber nur, weil das Axon von einer schützenden, isolierenden Schicht umgeben ist, von der fett- und lecithinhaltigen Myelinscheide. Diese stellt sicher, dass die Information sehr schnell weitergeleitet wird und kein Informationsverlust auf dem Weg stattfindet.

Jedes **Neuron** hat seine ganz eigene Form und bildet seine ganz eigenen Verknüpfungen. Insgesamt sind die Neuronen über ihre Axone billionenfach untereinander verknüpft. Würde man die Axone, die sich in unserem Gehirn befinden, aneinanderreihen und sie um die Erde schlingen, käme man auf eine 45-fache Erdumrundung! Und das, obwohl ein Neuron nur etwa $1/100$ bis $1/10$ Millimeter groß ist. Wir tragen also ein ganzes Universum in unserem Gehirn!

Am Ende jedes Axons, am Übergang zu einer anderen Zelle, befindet sich der synaptische Spalt. Er trennt die Zellen untereinander, obwohl sie miteinander vernetzt sind. Dieser Spalt muss von jeder Botschaft, die von einer Zelle zur anderen gelangen möchte, überwunden werden. Dabei helfen Botenstoffe, so genannte Neurotransmitter: Sie wirken wie kleine Fährschiffchen, die den Passagieren von einer Seite des Ufers zur anderen helfen. Diese Neurotransmitter bilden das Rückgrat der Zellkommunikation und die Basis unserer Gedanken: Fehlen sie, ist die Verbindung unterbrochen, wir „verlieren" unsere Gedanken.

**Lernen wir nun etwas Neues,** dann bilden wir neue Verknüpfungen aus, die Vernetzung in unserem Gehirn nimmt zu.

## Zarte Gedanken – beeindruckend schnell

Nur rund 100 Millivolt beträgt die Stärke eines elektrischen Impulses, der als Gedanke durch das Gehirn rast. Aber die Geschwindigkeit des Impulses ist beeindruckend: Mit bis zu 100 Metern pro Sekunde fliegt er durch die Axone – am schnellsten können Gedanken dabei werden, wenn sie Axone mit intakter Myelinscheide passieren.

### Lernen ältere Menschen anders als junge?

Eigentlich müsste man doch meinen, dass ein Lernvorgang eben ein Lernvorgang ist: Er sollte doch bei allen gleich ablaufen, ob nun jung oder alt. Es gibt aber große Unterschiede, wie wir jeden Tag in unserem Alltag selbst erleben

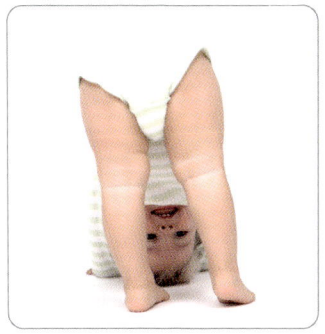
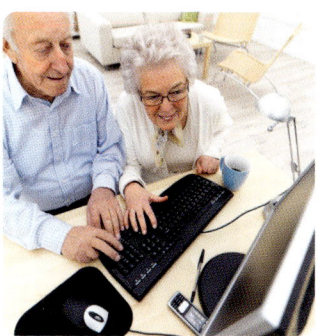

können. Jungen Menschen fliegt das Lernen nur so zu, je jünger, desto besser. Vor allem Babys und Kleinkinder vollbringen wahre Heldentaten, wenn es um die Aufnahme von Neuem geht. Mit zunehmendem Alter wird es schwieriger, zu lernen. Warum ist das so?

Professor Christian Elger, Direktor der Bonner Universitätsklinik für Epileptologie, beantwortete die Frage „Unterscheiden sich die Lernstrategien von jüngeren und älteren Menschen?" in einem Interview im Juni 2010:

*„Ja. Jüngere lernen vor allem durch Wiederholung, Ältere durch Verknüpfung ihres umfangreichen Wissensschatzes. Konkret: Ein Kind lernt viel leichter und schneller Vokabeln als ein*

*Erwachsener. Allerdings machen dies Ältere dadurch wieder wett, dass sie ihre Erfahrungen zusammenführen und etwa ganze Sätze anwenden. Die Lernleistung lässt bei Älteren zwar nach, aber die Gedächtnisleistung bleibt durch die Verknüpfungen insgesamt konstant."*

Ältere Menschen nutzen beim Lernen denjenigen Teil des Gehirns, der für die Anwendung von Strategien zuständig ist. Erwachsene helfen sich also mit ihrem bereits erworbenen Wissen und verknüpfen das Neue an das bereits Bekannte, während Kinder noch nicht so viel Wissen vorrätig haben. Sie wiederholen Neues so lange, bis sie es abspeichern können. Und weil sie noch nicht so viel abgespeichert haben, ist da noch reichlich Platz. Dazu noch einmal Professor Elger:

*Die [Lern- (Anm. d. Red.)]Prozesse lassen sich mit einem Bücherregal vergleichen: Sind die Regalbretter noch leer, wird sehr systematisch abgelegt. Ist das Regal bereits gefüllt, wird dann noch ein Buch quer über andere drübergelegt oder irgendwo sonst hineingequetscht. Man findet die Bücher in einer großen Bibliothek nur wieder, wenn man sie gut verankert – etwa: Das Buch steht neben dem Malereilexikon."*

Erwachsene müssen also sehr viel mehr Verknüpfungsleistung bringen, um Informationen, die später im Leben abgespeichert werden, wiederzufinden. Das Problem beim Lernen liegt also darin, die neuen Informationen so geschickt mit den alten zu verknüpfen, dass das Abrufen, also das Sicherinnern, überhaupt möglich wird.

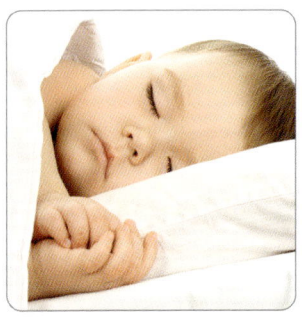

Übrigens hat der Schlaf beim Lernen ein interessante Funktion: Er spielt mit, wenn es darum geht, Informationen effektiv abzuspeichern. Schon eine kurze Schlafphase von nur 10 bis 15 Minuten reicht aus, um aufgenommene Informationen so zu speichern, dass sie später besser abgerufen werden können. Kein Wunder, dass Kleinkinder so oft schlafen müssen. Wir Erwachsene dagegen können uns leider viel zu selten tagsüber eine Schlafpause leisten.

## Demenz – wenn man „den Verstand verliert"

Das Wort Demenz kommt aus dem Lateinischen. Es setzt sich zusammen aus „de" = abnehmend und „mens" = Verstand. Ein dementer Mensch „verliert" langsam seinen Verstand. Seine Fähigkeiten zum schnellen und logischen Denken nehmen beständig ab. Der Gedächtnisspeicher verblasst, am schnellsten verschwinden die Erinnerungen aus dem kurz- und mittelfristigen Gedächtnis, während sich die Erinnerungen aus der Kinder- und Jugendzeit noch lange halten können. Auch die Sprache wird beeinträchtigt, und schließlich leidet auch die Motorik, also die Fähigkeit, sich ohne Anstrengung und sicher zu bewegen.

Nach Angabe des Bundesministeriums für Familie, Senioren, Frauen und Jugend leben derzeit in Deutschland etwa 1,3 Millionen Menschen, die von irgendeiner Form von Demenz betroffen sind. Diese Zahl wird sich in Zukunft noch weiter erhöhen. Man prognostiziert für das Jahr 2050 eine glatte Verdoppelung der Zahl der heutigen Patienten.

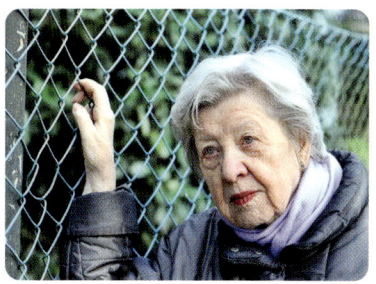

Demenz ist aber nicht gleich Demenz. In der Medizin fasst man rund 50 Erkrankungen mit unterschiedlichen Ursachen unter dieser Bezeichnung zusammen. Die zwei häufigsten Formen sind:

- Alzheimer-Erkrankung
- Vaskuläre Demenz

Die **Alzheimer-Erkrankung** ist eine spezielle Form der Demenz. Weil sie so oft diagnostiziert wird, hat sie traurige Berühmtheit erlangt: Beinahe ⅔ aller an Demenzformen Erkrankter werden als Alzheimer-Patienten eingestuft. Das sind in Deutschland rund 700.000 Menschen, die meisten von ihnen sind über 65 Jahre alt.

Vielfältige Untersuchungen zeigen, dass das Erkrankungsrisiko mit steigendem Alter zunimmt: In der Gruppe der 65- bis 69-Jährigen leiden zwei von einhundert Menschen daran, in der Altersklasse der über 90-Jährigen ist einer von drei Menschen erkrankt.

Bei dieser Demenzform schwindet das Gedächtnis und damit die Konzentration, die Orientierung im Raum und in der eigenen Biografie. Zum heutigen Zeitpunkt ist die Alzheimer-Krankheit nicht heilbar, sie kann nur durch Medikamente in ihrem Verlauf beeinflusst werden.

Die **vaskuläre Demenz** ist die zweithäufigste Form der Demenzerkrankung. Von ihr ist etwa jeder fünfte Mensch, der in Deutschland an Demenz erkrankt, betroffen. Der Ausdruck „vaskuläre Demenz" bedeutet: „eine Demenz, die gefäßbedingt ist". Sie hat ihre Ursachen in einer zunehmend schlechter werdenden Gehirndurchblutung. Die Blutgefäße leiden unter krankhaften Veränderungen, es kommt zu kleinen, oftmals unbemerkten Schlaganfällen im Gehirn durch Gefäßverstopfung. Ursache können z. B. Cholesterinablagerungen an den Gefäßwänden sein, die sich irgendwann ablösen und – da sie nicht wasserlöslich sind – als Klümpchen an anderer Stelle ein Gefäß abdichten. Die hiervon betroffene Hirnregion erhält zu wenig Sauerstoff. Gewebe und Nervenzellen können absterben.

Die Symptome ähneln denen der Alzheimer-Krankheit, haben aber andere Ursachen. Bei der vaskulären Demenz kann, muss aber nicht immer das Erinnerungsvermögen betroffen sein. Welche Symptome auftreten, hängt davon ab, wie schwer die Hirnschläge sind und wie oft und an welcher Stelle des Gehirns sie auftreten. In jedem Fall büßt der Patient seine vollen geistigen Fähigkeiten ein.

Auch die vaskuläre Demenz ist bis heute nicht heilbar. Nach der Diagnose sollte so bald wie möglich mit der Behandlung begonnen werden.

# Wohin geht das Gedächtnis?

Was passiert im Gehirn von Menschen, die an einer Form von Demenz erkranken? Ein „Massensterben", das sich über viele Jahre hinzieht und auf vielfältigen Ursachen beruhen kann. Mal verabschieden sich die Myelinscheiden, die die Gedanken zusammenhalten, dann die Verknüpfungen, die die Gehirnzellen in früheren Lebensphasen untereinander aufgebaut haben. Auch die Neuronen selbst können absterben. Eine Mitschuld trägt oftmals ein zunehmender Mangel an Acetylcholin. Zum einen wird dieser Neurotransmitter nicht mehr in ausreichendem Maße produziert, zum anderen wird er zusätzlich abgebaut. Dieser Botenstoff ist aber essenziell wichtig für eine gute Konzentrationsfähigkeit, für Lernen und Gedächtnisbildung.

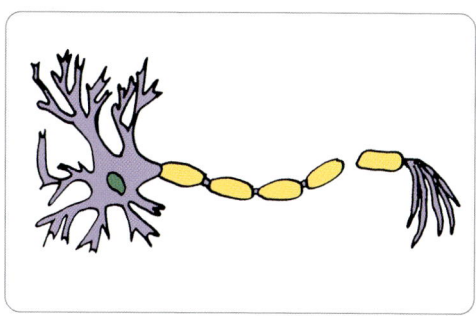

Absterbende Nervenzelle

Dem Gehirn der Patienten wird damit die Grundlage entzogen, Informationen zu speichern, abzurufen und Neues zu lernen, sich zu orientieren und zu konzentrieren. Das im Laufe von Jahrzehnten aufgebaute, weit verzweigte Netzwerk mit dem Wissens- und Erfahrungsschatz eines ganzen Lebens bildet sich stetig zurück, mit tragischen Folgen: Durch die schwindende Erinnerung verliert sich der Mensch selbst.

> **Es ist wichtig,**
>
> VOR dem Eintritt einer Demenz auf Prävention zu achten. Auch im Frühstadium einer Erkrankung lassen sich noch gute Ergebnisse erzielen. Sind die degenerativen Prozesse aber schon weiter vorangeschritten, ist ein helfendes Eingreifen kaum mehr möglich.

# 2 Lecithin – Grundstoff unserer Körper- und Gehirnzellen

Unser Körper setzt sich aus geschätzten 80 Billionen Zellen zusammen. Sie sind die Bausteine, aus denen all unsere Organe aufgebaut sind. Jede dieser Zellen ist von einer Haut umhüllt, die sie nach außen hin abgrenzt: die Zellmembran. Einer der wesentlichen Bestandteile dieser schützenden Membran sind die so genannten Phospholipide. Sie gehören der Gruppe der Lipoide an, was so viel heißt wie „fettähnliche Substanzen".

Phospholipide sind Substanzen, die verschiedene „Anhängsel" haben, in der Chemie „Endgruppen" genannt. Je nach Endgruppe gibt es also unterschiedliche Phospholipide:

| Lipoide | | | |
|---|---|---|---|
| **Phospholipide** | | | |
| **Grundsubstanz** | **+ Endgruppe** | **=** | **Phospholipid-Gruppe** |
| Phospholipid | + Cholin | = | Phosphatidylcholin oder auch „Lecithin" |
| Phospholipid | + Aminosäure Serin | = | Phosphatidylserin* |
| Phospholipid | + Zucker Inositol | = | Phosphatidylinositol |

*siehe Kapitel 3: Welche Stoffe das Denken und Lernen noch unterstützen

Lecithin ist das am häufigsten vorkommende Phospholipid in der Zellwand, es macht etwa 40 % der dort vorkommenden Fette aus. Lecithin in erhöhter Konzentration findet man im Körper auch noch im Gehirn, in der Leber, im Herzen, im Muskelgewebe, in der Schleimschicht des Dickdarms, in der Lunge und im Sperma.

## Ein bisschen babylonisch: Was heißt hier „Lecithin"?

Das ist zwar verwirrend, aber es hat sich im allgemeinen Sprachgebrauch so durchgesetzt: Lecithin ist nicht gleich Lecithin. In der **Chemie** ist Lecithin ein anderes Wort für Phosphatidylcholin. Das ist nichts anderes als ein Phospholipid mit angehängtem Cholin, woraus dann die Verbindung Phosphatidyl-Cholin entsteht. Da dieser Name lang und kompliziert ist, verwendet man auch gerne den Begriff Lecithin. Das Wort stammt aus dem Griechischen und bedeutet „Eigelb" – in Anlehnung daran, dass Lecithin bei seiner Entdeckung im Jahre 1846 aus Eigelb isoliert wurde. Die Gewinnung aus anderen Quellen folgte erst viel später.

In der **Lebensmitteltechnologie** spricht man von Lecithin, wenn es um einen Extrakt geht, der überwiegend aus der Sojabohne gewonnen wird (siehe auch Kapitel 4 unter „Ein ganz besonderes Böhnchen"). Er enthält etwa 40 bis 50 % Phosphatidylcholin sowie weitere Phospholipide (siehe Tabelle).

In diesem Buch wird der Begriff chemisch verwendet, mit „Lecithin" ist also das **CHOLIN-enthaltende Phospholipid** gemeint.

> **Cholin hilft den Zellen zu „sprechen"**
>
> Mithilfe der Cholin-Gruppe aus dem Phosphatidylcholin kann der Körper Acetylcholin bilden, einen wichtigen Neurotransmitter, der bei der Übertragung von Botschaften zwischen den Zellen wesentliche Hilfe leistet.

## Wie wirkt Lecithin im Gehirn?

Um zu verstehen, wie Lecithin in unserem Körper und Gehirn wirkt, hilft ein kleiner Ausflug in die Welt der Küche.

Man stelle sich vor, wir hätten zwei Messer in der Hand. Mit dem ersten Messer schneiden wir ein Stück Butter durch. Mit dem zweiten schneiden wir eine Erdbeere. Nun nehmen wir beide Messer und reinigen Sie unter fließend kaltem Wasser. Was passiert? Ein Messer ist danach sauber (das ehemalige Erdbeermesser) – und eines bleibt fettig (das ehemalige Buttermesser)! Wie kann das sein, bei beiden wurde doch dasselbe Reinigungsmittel verwendet, nämlich klares, kaltes Wasser? Aus Erfahrung wissen wir, dass Fett mit kaltem oder lauwarmem Wasser nicht entfernt werden kann, nur heißes Wasser bringt Erfolg: Es lässt eine dünne Fettschicht schmelzen und hilft dabei, das Fett weitgehend zu entfernen.

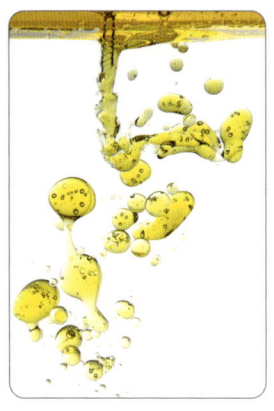

Normalerweise machen wir uns das Leben in der Küche leicht, indem wir einfach Spülmittel einsetzen, um das Fett wirksam zu entfernen – das klappt dann sogar mit kaltem Wasser. Denn im Spülmittel ist ein hilfreicher Bestandteil enthalten: ein so genannter Emulgator. Der schafft es, die im Normalfall nicht ineinander löslichen Stoffe Fett und Wasser doch zusammenzubringen. Und diese fantastische Wirkung hat auch Lecithin: Es bringt Fette und Wasser harmonisch miteinander in Verbindung.

Lecithin ist als natürlicher Emulgator in der Lage, Fette in Millionen winziger Tröpfchen zu verkleinern. Mit dieser Fähigkeit macht Lecithin Fette in Wasser „löslich" und versetzt sie damit in die Lage, von Flüssigkeiten transportiert zu werden. Gleichzeitig kann Lecithin die Flexibilität der Zellwände erhöhen und deren Durchlässigkeit für ein- und ausgehende Substanzen sichern. So erleichtert es den Stoffaustausch zwischen den einzelnen Zellen und verbessert die gesamte Funktionsfähigkeit jeder einzelnen Zelle. Das wird dadurch möglich, dass Lecithin beim Abtransport des überschüssigen Cholesterins aus der Zellwand aktiv wird. Denn Cholesterin wird für die Stabilisierung der Zellwand eingesetzt. Aber ein Zuviel an Cholesterin lässt die Zellmembran starrer werden und weniger durchlässig. Also muss ein Teil des Cholesterins entfernt werden. Hier greift Lecithin mit seiner emulgierenden Wirkung ein – das Cholesterin kann über das Blut in die Leber transportiert werden. Und dort fördert Lecithin auch noch den Fettabbau. So können die Gesundheit der

Hirnzellen und das perfekte Gleichgewicht zwischen Durchlässigkeit und Stabilität der Zellwände gesichert werden.
Außerdem hilft Lecithin bei der Übertragung der elektrischen Impulse zwischen den Gehirnzellen durch die Bildung des wichtigen Neurotransmitters Acetylcholin.

**Ist die Zellmembran im Gleichgewicht, altert sie nicht so schnell**

Die Zellwand braucht Stabilität UND Durchlässigkeit, beides auf einmal und im richtigen Gleichgewicht. Lecithin kann das chemische Gleichgewicht in der Zellwand beeinflussen und dadurch die Immunabwehr der Zelle stärken. Dadurch kann sie schädigenden Einflüssen besser standhalten.

## Wann brauchen wir viel Lecithin?

Lecithin wird in der Leber gebildet, also vom Körper selbst hergestellt. Zusätzlich wird Lecithin über viele Lebensmittel aufgenommen. Und das ist gut so. Denn besonders in „Ausnahmesituationen" benötigen wir mehr Lecithin, als der Körper uns zur Verfügung stellen kann, etwa:

- bei hoher Leistungsanforderung, z. B. in arbeitsintensiven Phasen
- bei hohem Konzentrationsbedarf, z. B. in Lern- und Prüfungsphasen
- in der zweiten Lebenshälfte
- bei intensiver sportlicher Betätigung
- während einer Schwangerschaft
- in der Stillzeit
- bei erhöhtem Stresspegel
- bei zunehmender Gedächtnisschwäche.

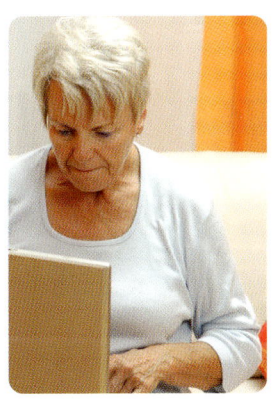

> **Achtung:**
> Die Aufnahme von Alkohol kann dafür sorgen, dass der Cholinspiegel des Körpers sinkt. Dann kann eine zusätzliche Versorgung mit Lecithin wichtig werden.
> Auch chronisch-entzündliche Erkrankungen, z. B. des Darms oder der Gelenke, erhöhen das Risiko eines Cholinmangels.

## Lecithin bringt uns ins Denken

Unsere Gedanken „fliegen dahin", das wussten schon die alten Dichter. Wie aber tun sie das? Wenn wir denken, dann geben unsere Nervenzellen im Gehirn elektrische Impulse ab, die in rasender Geschwindigkeit von einer Nervenleitbahn zur anderen gelangen, um dann irgendwann an dem Ort anzukommen, wo sie wirken können, z. B., indem wir die Hand um ein Glas legen, das wir zum Mund führen wollen, um zu trinken. Allerdings ist nicht immer gewährleistet, dass die Gedanken wirklich so schnell vorankommen. Denn ihre Geschwindigkeit hängt davon ab, wie gut die Nervenleitbahnen – ihre Transportwege – abgedichtet sind. Das verhält sich so ähnlich wie bei einem elektrischen Kabel: Ist es gut isoliert, verliert die transportierte Energie nichts von ihrer Dynamik, kann schnell hindurchfließen und sicher zum Ziel gelangen. Ist das Kabel aber schlecht abgedichtet, verpufft viel von der Energie und geht ins Leere.

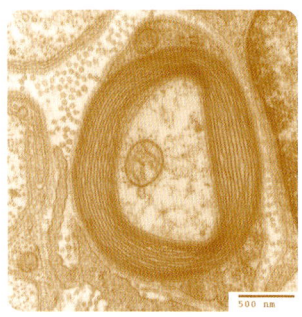
Myelinscheide im Querschnitt

Für die Abdichtung der Nervenleitbahnen ist in unserem Körper die bereits erwähnte Myelinscheide zuständig. Sie umwickelt unsere Nervenzellen, genauer gesagt die Axone, die wie lange dünne Stränge aus dem Zellkörper herausführen und die Verbindung zu andern Zellkörpern schaffen. Über diese Verbindung gleiten unsere Gedanken als elektrische Impulse. Um über eine gut dichtende Myelinscheide zu verfügen, benötigt unser Körper Cholin.

Cholin, einer der Bausteine des Lecithins, ist wesentlich an der Herstellung von Myelin beteiligt. Damit ermöglicht uns Cholin eine flotte Denkgeschwindigkeit. Aber nicht nur das: Auch die Beibehaltung eines Gedanken wird dadurch beeinflusst. Denn das kennen wir alle: Da geht man von einem Zimmer ins andere, um dort etwas zu erledigen – und kaum hat man die Türschwelle überschritten, ist uns entfallen, was wir hier eigentlich wollten. Die Gedanken sind verpufft, irgendwo zwischen diesem Zimmer und dem Nachbarzimmer. Cholin kann dabei helfen, die Gedanken zusammenzuhalten, indem es eine funktionsfähige Myelinscheide aufbaut und pflegt. Das trägt dazu bei, die Konzentrationsfähigkeit zu erhöhen.

Wie bedeutend eine gute „Myelinisierung", also gut abgedichtete Transportwege, für unsere Gedanken ist, verdeutlicht ein Zitat von Professor Dr. Heinz Schirp von der Universität Münster:

*„Warum lernen Mädchen in der Schule leichter und schneller als Jungs? Man weiß, dass Jungs im Schulalter einen geringeren Myelinisierungsgrad ihrer Nervenbahnen (Axone) haben als Mädchen. Myelin ist ein **Lipid**, das sich um jedes Axon legt und damit die Geschwindigkeit erhöht, mit der Nachrichten in unserem Gehirn übertragen und verarbeitet werden. Eine geringere Myelinisierung bedeutet eben auch geringere Verarbeitungsgeschwindigkeit in den Nervenbahnen."*

… Und das merken nicht nur Lehrer und Eltern schulpflichtiger Kinder, sondern auch älter werdende Menschen, bei denen der Myelinisierungsgrad langsam zurückgeht. Zwischen den Geschlechtern gleicht sich dieser Unterschied mit etwa Ende zwanzig aus. In der zweiten Lebenshälfte nimmt das Myelinaber wieder ab, diesmal bei beiden Geschlechtern in etwa gleichem Maße.

## Von Experten empfohlen: Lecithin als Gesundheitshilfe

Lecithin wird heute von führenden Experten empfohlen, wenn es darum geht, die Gesundheit zu erhalten und insbesondere das Gedächtnis zu stützen. Entsprechend vielfältig ist das Angebot an Produkten. Besonders vielfältig sind pflanzliche Lecithin-Granulate. Sie können beispielsweise in Saft oder Jogurt eingerührt, auf Müslis oder andere Gerichte gestreut oder auch pur verzehrt werden. Wer Kapseln als Nahrungsergänzungsmittel bevorzugt, wird auch hier fündig. Oft ist das Lecithin dabei mit anderen Vitalstoffen wie beispielsweise Vitamin E, Vitamin $B_6$ und Vitamin $B_{12}$ kombiniert. Und schließlich finden sich Arzneimittel mit Lecithin, teilweise auch in Kombination mit anderen Stoffen, die die geistige Leistung unterstützten, z. B. Ginseng.

## „Wie viel Lecithin?" hängt davon ab, wer es nimmt

Die derzeitige Empfehlung der Nationalen Akademie der Wissenschaften der Vereinigten Staaten für eine gesunde tägliche Cholinaufnahme beträgt für Männer mindestens 550 mg, für Frauen 425 mg. Schwangere sollten mindestens 450 mg zu sich nehmen. 1.000 mg sollten dabei in allen Gruppen nicht überschritten werden.

**Wichtig**

Die empfohlene Zufuhr, auf die sich die Nationale Akademie der Wissenschaften der Vereinigten Staaten beruft, bezieht sich auf gesunde Erwachsene ohne besondere Belastungen. Treten Ereignisse und/oder Lebensphasen ein, wie Sie in der Aufzählung auf S. 21 erwähnt werden, erhöht sich der Bedarf.

Für Schwangere ist die ausreichende Versorgung mit Cholin besonders wichtig. Es scheint nämlich so, dass die Fähigkeit eines Menschen, später als alternder Mensch noch über ein gutes Gedächtnis zu verfügen, auch davon abhängt, wie die Versorgung der Mutter mit Cholin in der Schwangerschaft war.

## Stress und Lecithin

Stress macht auf Dauer krank, und er macht vergesslich – aber warum eigentlich?

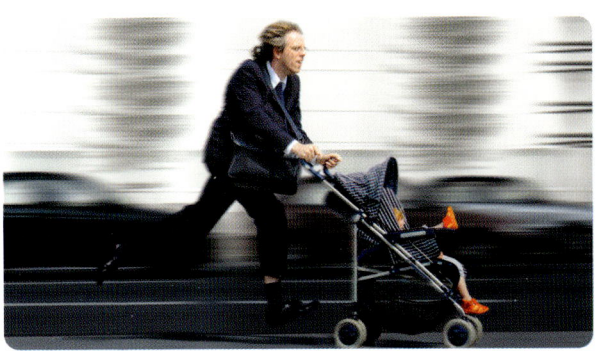

Dauerstress lässt unsere Körperzellen schneller altern. Denn Stress fördert die Entwicklung so genannter freier Radikale. Das sind sehr aggressiv wirkende Teilchen, die aber erst einmal ganz natürlich sind: Der Körper stellt sie sogar selbst her, um sie beispielsweise im Kampf gegen Eindringlinge von außen einzusetzen, welche durch die freien Radikale dann unschädlich gemacht werden. Sie sind also Teil eines gut funktionierenden Immunsystems. Und weil sie dazugehören, weiß unser Körper auch, wie er sie in Schach halten kann, damit sie den körpereigenen Zellen nicht schaden: Er setzt so genannte Antioxidantien ein, die einen Überschuss an Radikalen abfangen und diese dadurch bremsen.

Bei Dauerstress aber gerät die Anzahl der freien Radikale außer Kontrolle, und in ihrer aggressiven Angriffslust wenden sie sich schließlich gegen diejenigen, die sie eigentlich schützen sollten: gegen die Zellen des eigenen Körpers. Diese werden durch die Angriffe geschwächt, sie „altern", und schließlich sterben sie ganz ab.

Nicht nur Stress, sondern auch viele Umwelteinflüsse oder eine ungesunde Lebensweise bringen die freien Radikalen ins Spiel, dazu gehört beispielsweise das Rauchen oder auch exzessive Sonnenbäder.

Wie lässt sich die Wirkung der freien Radikale etwas deutlicher machen? Ganz einfach: Man stelle sich einen großen Raum (die Zelle) vor, in dem sich jede Menge Paare und Gruppen (chemische Verbindungen) befinden. Diese stehen durch mehr oder weniger starke Verbindungen miteinander in Beziehung, das macht sie zu Paaren oder Gruppen. Und dann gibt es da noch Singles, die sehr aggressiv nach einer neuen Bindung Ausschau halten – die freien Radikale. Sie gehen auf ein Paar oder eine Gruppe zu, brechen die vorhandene Bindung auf und bilden nun ein neues Paar oder eine neue Gruppe. Die „frei gewordenen" anderen Teilnehmer der bisherigen Bindung stehen allein da – und suchen nun ihrerseits eine neue Verbindung. Freie Radikale bringen also eine Art Lawinenbewegung in Gang: Sie schaffen jede Menge bindungslose Teilchen, die wiederum auf der Suche nach einem neuen Partner andere Teilchen aus ihren Gruppen herauslösen. So entsteht ein zerstörerischer Kreislauf – nichts ist mehr, wie es vorher war. Problematisch daran ist nicht nur, dass „gute, gesunde" Verbindungen aufgelöst werden, sondern dass „neue, krank machende" Verbindungen entstehen. Diesen Vorgang nennt man in der Fachsprache Oxidation, und bei einem Übermaß daran spricht man vom oxidativen Stress der Zelle.

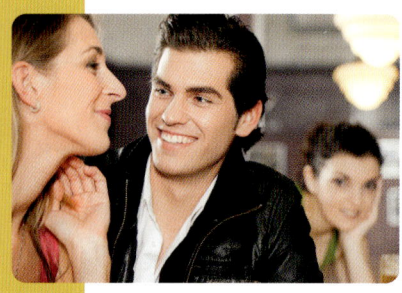

Und nun kommen die Antioxidantien ins Spiel. Sie wirken dagegen: anti-oxidativ. Diese Teilchen bieten sich „freiwillig" für eine Bindung mit den freien Radikalen an und hindern diese so daran, vorhandene Gruppen zu zerstören. Damit schützen sie nicht nur einzelne Gruppe, sie unterbrechen die Lawinenwirkung. Antioxidantien werden bei diesem Vorgang verbraucht und werden selbst zu Radikalen. Sie wirken aber nun nicht mehr, wie der Name es vermuten ließe, „radikal". Im Gegenteil, sie sind sehr stabil und nicht mehr in der Lage, den Körper anzugreifen. Antioxidantien sind also wertvolle Helfer, wenn es darum geht, den oxidativen Stress zu senken.

Das ist also der Grund, warum Stress auf Dauer krank machen kann. Aber warum macht er vergesslich?
Stress greift die Nervenzellen im Gehirn an und verändert damit auf Dauer unser Erinnerungsvermögen.

# War da noch was? – Weitere Wirkungsfelder von Lecithin

Die Unterstützung von Denk- und Erinnerungsprozessen, die Stärkung der Konzentration und die positive Wirkung bei Stress sind nicht die einzigen Vorteile, mit denen Lecithin in Verbindung gebracht wird. Im Folgenden finden sich noch ein paar weitere Anwendungsgebiete, in denen Lecithin wertvolle Hilfe leisten kann.

## Zwei wie Tag und Nacht: Lecithin und Cholesterin

Lecithin und Cholesterin sind Lipoide, und damit sind sie beide natürliche Bestandteile der Zellwand. Aber in ihren Wirkungen könnten sie nicht unterschiedlicher sein: Die beiden Stoffe sind chemisch-physikalische Antagonisten – sie wirken als Gegenspieler in den folgenden Bereichen:

| Lecithin | Cholesterin |
| --- | --- |
| erhöht die Durchlässigkeit der Zellmembran | bewirkt eine Abdichtung der Zellwand |
| wirkt einer Verfettung der Leber entgegen | fördert die Verfettung der Leber |

So bewirkt Cholesterin, dass die Zellwand stabil genug ist, um die Zelle zusammenzuhalten. Zu viel Cholesterin aber verdichtet die Zelle. Lecithin wirkt dagegen und fördert die Durchlässigkeit der Zellmembran. Das ermöglicht den Austausch von Stoffen außerhalb und innerhalb der Zelle. Und es eröffnet die Möglichkeit einer Kommunikation der Zellen untereinander. Alle chemischen Botschaften, die ausgesendet werden, können von den Nachbarzellen aufgenommen und „verstanden" werden. Damit sorgt Lecithin dafür, dass Zellen miteinander im Gespräch bleiben. So können beispielsweise im Gehirn Nachrichten besser weitergeleitet werden.

## Wie die Leber profitiert

Cholesterin und Fette aus der Nahrung werden vom Körper in die Leber transportiert, dem zentralen Stoffwechsel- und Entgiftungsorgan des Menschen. Dort wird in Abstimmung mit dem Bedarf der normalen Körperfunktionen eine Auswahl getroffen: Was benötigt der Körper? Wohin soll es transportiert werden? Was ist in zu großer Menge vorhanden und muss ausgeschieden werden?

**Natürliche Faltenprävention**

Ein erfreulicher Nebeneffekt: Je mehr Lecithin in den Hautzellen eingelagert ist, desto elastischer können sie bleiben, desto schwerer hat es die Faltenbildung. Je mehr Cholesterin vorhanden ist, desto unelastischer wird die Haut, desto größer ist die Wahrscheinlichkeit einer vermehrten Faltenbildung.

Beides, sowohl Cholesterin als auch Fette, braucht ein gesunder Körper, und daher werden diese Stoffe „verpackt" zur Weiterleitung. Da Cholesterin nicht wasserlöslich ist, braucht es eine Transporthilfe, damit es über das Blut auf die Reise geschickt wird zu seinem Bestimmungsort in die anderen Zellen des Körpers. Lecithin ist an diesem Verpackungsvorgang beteiligt. Fehlt es im Körper, können sich die nicht abtransportierbaren Fette und das Cholesterin in der Leber anreichern: Es kommt zu einer Leberverfettung. Ein Teil des Cholesterins wird in der Leber übrigens auch auf anderem Wege verbraucht: Der Körper wandelt es in die für die Fettverdauung unbedingt notwendigen Gallensäuren um. Diese gelangen dann in die Gallenflüssigkeit („Galle") und werden während der Verdauung an den Darm abgegeben.

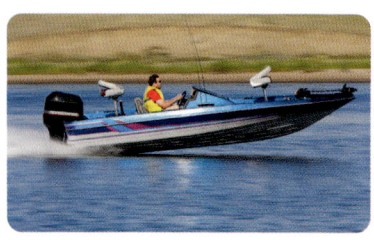

Lecithin ermöglicht dem „Passagier Cholesterin" die Reise durch Flüssigkeit (also durch das Blut) zur Leber, obwohl Cholesterin nicht wasserlöslich ist.

# Keine Panik vor dem Ei!

Täglich werden in Deutschland rund 18 Milliarden Eier gegessen. Aber viele Menschen haben dabei ein schlechtes Gewissen. Denn Eier gelten als Cholesterinbomben. Viele Ärzte raten Patienten mit erhöhtem Cholesterinspiegel deshalb dringend davon ab, zu viele Eier zu essen. Heute gibt es aber auch eine andere Sicht auf das Ei: Wissenschaftler haben in zahlreichen Studien nachgewiesen, dass Hühnereier keinen so negativen Einfluss auf den Cholesterinspiegel haben wie früher angenommen. Und das dürfte darauf zurückzuführen

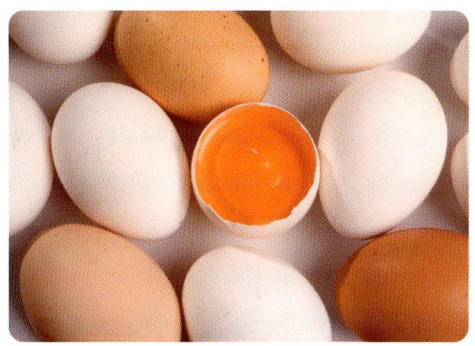

sein, dass Eigelb neben Cholesterin auch Lecithin enthält, und genau hier wird es interessant: Weil Lecithin das Cholesterin fest an sich bindet, wird es vom Darm nur zu einem geringen Teil aufgenommen – damit dringt es nicht durch die Darmwand und gelangt nicht ins Blut. Cholesterin aus dem Eigelb trägt also nur bei übermäßiger Aufnahme zur Erhöhung des Cholesterinspiegels bei – eine übertriebene Angst vor dem Ei ist also nicht nötig.

**Leberkrebs im Tierversuch**

Bei Versuchen mit Ratten konnte man eine Erhöhung der Leberkrebsrate feststellen, wenn die Tiere über einen längeren Zeitraum eine cholinarme Nahrung bekamen.

Heute wird vom normalen Verzehr von Hühnereiern aufgrund ihres reichhaltigen Nährstoffangebotes und ihres hohen Lecithingehaltes nicht mehr grundsätzlich abgeraten. Mehrere Gesundheitsorganisationen, u. a. die renommierte British Heart Foundation, haben anders lautende Empfehlungen bereits zurückgenommen.

**Exkurs**

### Gesunde Brust durch höhere Cholingaben?

Lecithin scheint aber noch mehr positive Eigenschaften zu haben. Eine Fallkontroll-Studie mit über 3.000 Frauen brachte im Jahre 2008 ein erstaunliches Ergebnis: Diejenigen Studienteilnehmerinnen, die mehr als 455 mg Cholin pro Tag aufgenommen hatten, zeigten ein um 24 % geringeres Risiko, an Brustkrebs zu erkranken, als die Gruppe der Frauen, die weniger als 196 mg täglich aufnahmen. Die Frauen hatten das Cholin überwiegend über den Verzehr von Eiern und entrahmter Milch zu sich genommen.

Dieses Ergebnis stützt auch eine Studie aus dem Jahre 2005 aus China: Es wurden rund 380 Frauen mit Brustkrebserkrankung und 1.070 Frauen ohne Brustkrebs auf ihre Ernährungsgewohnheiten hin untersucht. Dabei hatten diejenigen Frauen, deren tägliche Nahrung den größten Anteil an Obst, Gemüse und Eiern aufwies, das geringste Risiko, an Brustkrebs zu erkranken. Der Eierkonsum spielte eine auffallende Rolle: Frauen, die mindestens sechs Eier in der Woche aßen, hatten ein um 44 % geringeres Brustkrebsrisiko als die Frauen, die zwei oder weniger Eier aßen. Eier als Lecithin-reiches Nahrungsmittel könnten also sogar eine positive Wirkung haben.

In einer amerikanischen Studie aus dem Jahre 2005 wurde gezeigt, dass Cholin den oxidativen Stress, unter dem Zellen tagtäglich stehen, vermindern kann. Wie bereits erwähnt wurde: Oxidativer Stress entsteht, wenn freie Radikale in ihrem aggressiven Bindungsbedürfnis chemische Verbindungen, die der Zelle nützlich sind, aufbrechen und mit einem Teil der nun frei gewordenen Elemente eine neue Verbindung eingehen. Diese kann sehr zellschädlich wirken, indem sie die Zelle schneller altern oder direkt absterben lässt. Die genannte Studie wurde ausschließlich mit weiblichen Teilnehmern durchgeführt.

## Studienergebnisse: Was für Männer gilt, muss für Frauen noch lange nicht passen

Wissenschaftliche Studien versuchen, die Wirksamkeit einzelner Stoffe nachzuweisen. Tatsächlich aber nehmen sehr viele Faktoren Einfluss auf ein Testergebnis, was zu Verwirrung und Unsicherheit in den Studienergebnissen führen kann: Wer erzielt denn nun die Wirkung – der untersuchte Stoff oder die Einwirkung eines dieser Faktoren? Daher war man lange Zeit bestrebt, die einfließenden Faktoren möglichst überschaubar zu halten.

Bei der Wahl der Studienteilnehmer, in der Fachsprache Probanden genannt, griff man gerne auf Männer zurück, denn sie haben einen großen Vorteil: Ihnen fehlt im Gegensatz zu Frauen der ausgeprägte hormonelle Monatszyklus. Und damit entfallen bei ihnen einige „überflüssige" Störfaktoren. Damit erklärt sich, warum der überwiegende Teil aller Studien jahrzehntelang mit männlichen Probanden durchgeführt wurde. Erst in jüngerer Zeit entdeckte man, dass sich aber die damit gewonnenen Erkenntnisse nicht immer 1:1 auf die weibliche Bevölkerung übertragen lassen. Denn der „überflüssige" Faktore Monatszyklus ist ja normaler Bestandteil eines Frauenlebens. Seit einigen Jahren gibt es nun vermehrt Studien mit rein weiblichen Probanden. Und diese Ergebnisse sind dann für Frauen besonders interessant.

# 3 PS & Co. – welche Stoffe das Denken und Lernen noch unterstützen

## Freundliche Helfer für das Gehirn

Die folgende Liste nennt eine Auswahl an besonders wichtigen gehirngesunden Stoffen, die zusätzlich als Unterstützung für einen reibungslosen Ablauf der Denk- und Erinnerungsprozesse und zur Stärkung der Nerven eingesetzt werden können.

Wer die letzte Fußball-WM am Fernsehschirm mitverfolgt hat, erinnert sich wahrscheinlich noch an so manch bewegendes Bild. Und vielleicht auch an den immer wiederkehrenden Zusatz: „Die Fußball-WM 2010 wurde Ihnen präsentiert mit freundlicher Unterstützung von …!"

In unserem Fall könnte man sagen: „Die Erinnerungen, die Sie heute noch an die WM haben, wurde Ihnen ermöglicht mit freundlicher Unterstützung von Lecithin und einigen der folgenden freundlichen Helfer …"

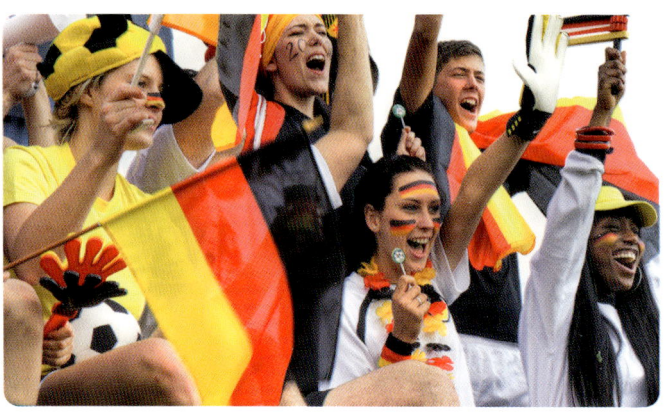

## Phosphatidylserin (PS)

PS ist wie Lecithin ein Phospholipid, also ein fettartiger Stoff mit einer angehängten Phosphatgruppe. Es ist essenzieller Bestandteil jeder Zellmembran und kann vom menschlichen Körper selbst hergestellt werden. Es gibt aber immer mehr Anzeichen dafür, dass diese Fähigkeit mit zunehmendem Alter abnimmt und der normale Bedarf nur noch mit der Zufuhr von PS über Nahrungsmittel oder Nahrungsergänzungen sichergestellt werden kann.

PS kommt zwar im gesamten Körper vor, aber in den Gehirnzellen ist sein Anteil besonders hoch. PS braucht unser Körper für den Aufbau von Nervenbahnen und für die gesicherte Weiterleitung von Botschaften innerhalb des Nervensystems, denn es unterstützt die Neurotransmitter bei ihrer Arbeit, elektrische Impulse über den synaptischen Spalt, der jede Nervenzelle von der anderen trennt, auf die andere Seite zu der Synapse des benachbarten Nervenstranges zu transportieren. Damit beeinflusst PS sowohl unsere Fähigkeit, neu Gelerntes schnell aufzunehmen und zu verarbeiten, als auch unser Vermögen, gespeicherte Informationen wieder abzurufen – wenn wir uns erfolgreich erinnern, wirkt auch PS mit.

**Symptome bei Mangel:** Negative Einflussnahme auf die Denkprozesse: Vergesslichkeit, gestörte Lernfähigkeit, Einschränkungen bei logischen Denken

**Phosphatidylserin-reiche Nahrungsmittel:** Hirn, Leber, Innereien allgemein, Muskelfleisch und in den Samenkeimen der Ölpflanzen

**Wichtig:** Aufgrund verschiedener gesellschaftlicher Entwicklungen (z. B. Ablehnung von Innereien als Nahrungsmitteln etc.) ist die Zufuhr von PS über die Nahrung in unserer Gesellschaft zurückgegangen. Aber gerade für ältere Menschen konnten in Studien positive Auswirkungen bei PS-Gaben nachgewiesen werden, z. B. eine aussagekräftige Verbesserung des Langzeitgedächtnisses und Vorteile beim logischen Sprechen.

**Empfohlene tägliche Zufuhr bei gesunden Erwachsenen:** Wie viel PS pro Tag aufgenommen werden sollte, ist noch nicht abschließend geklärt. Allerdings deuten zahlreiche Studien darauf hin, dass bereits die tägliche Aufnahme von 200-300 mg PS die Gedächtnisleistung deutlich verbessern kann.

## Omega-3-Fettsäuren

Unser Körper kann die meisten Fettsäuren selbst herstellen – allerdings gibt es zwei Ausnahmen: Omega-3- und Omega-6-Fettsäuren müssen wir über unsere Nahrung aufnehmen. Dabei haben wir bei der heutigen Ernährungsform ein Problem: Wir nehmen zwar reichlich Omega-6-Fettsäuren zu uns, aber viel zu wenig Omega-3-Fettsäuren. Besonders wertvoll sind dabei die langkettigen Omega-3-Fettsäuren Eicosapentaensäure (EPA) und Docosahexaensäure (DHA), die in einigen Kaltwasserfischen wie Lachs, Makrele und Hering vorkommen.

Omega-3-Fettsäuren besitzen vielfältige Wirkungen in unterschiedlichen Bereichen des Körpers. Inzwischen ist wissenschaftlich nachgewiesen, dass sie für Wachstum, Funktion und Regeneration der Nervenzellen unentbehrlich sind.

**Symptome bei Mangel:** Abnahme des Lernvermögens, neurologische Störungen und eine Schwächung des Immunsystems, bei Kindern auch eine ungenügende Entwicklung des Gehirns, eine beschleunigte Abnahme der geistigen Leistung im Alter und eine Neigung zu Depressionen

**Omega-3-Fettsäuren-reiche Nahrungsmittel:** Kaltwasserfisch wie Hering, Tunfisch, Lachs oder Makrelen sowie Öle von Kaltwasserfischen; pflanzliche Öle wie z. B. Leinöl oder Rapsöl sind weit weniger wirksam, weil sie nicht EPA und DHA enthalten, sondern nur alpha-Linolensäure. Diese wird vom Körper aber nur in sehr kleinen Anteilen in EPA und DHA umgewandelt.

**Wichtig:** Bei und nach Entzündungen sowie nach einer größeren Operation ist der Bedarf an Omega-3-Fettsäuren besonders hoch, denn nun müssen viele Zellen auf einmal wiederhergestellt oder neu gebildet werden.

**Empfohlene tägliche Zufuhr bei gesunden Erwachsenen:** Für eine optimale Versorgung sowohl bei Männern als auch bei Frauen (nicht schwanger oder stillend) reichen ca. 1-1,2 g.

## Vitamin $B_6$

Dieses Vitamin wird auch als Pyridoxin bezeichnet. Dieser Tausendsassa ist mit an mehr als 100 Stoffwechselreaktionen bei Vorgängen in unserem Körper beteiligt, u. a. am Aufbau der Muskulatur und an der Bildung verschiedener Neurotransmitter, die helfen, Botschaften zwischen den einzelnen Nervensträngen auszutauschen.

Damit unterstützt es die Kommunikation der Nervenzellen untereinander. Außerdem wirkt es mit an der Bildung der Myelinscheide rund um die Nervenstränge – das sichert schnellere Denkabläufe und die Möglichkeit, Neues dazuzulernen.

**Symptome bei Mangel:** Nervenentzündungen, abnormale Hirnströmungen, Krämpfe, Muskelzuckungen, Verwirrung, Angstzustände, Schlaflosigkeit, Schwächung des Immunsystems

**Vitamin-$B_{12}$-reiche Nahrungsmittel:** Kalbsleber, Kartoffeln, Bananen, Linsen, Bierhefe, Forelle

**Wichtig:** Vitamin $B_6$ geht bei der Nahrungszubereitung teilweise verloren: Es geht beim Kochen ins Wasser über und ist außerdem empfindlich gegen Hitze und Lichteinstrahlung.

**Empfohlene tägliche Zufuhr bei gesunden Erwachsenen:** Männer: 1,4-1,6 mg, Frauen (nicht schwanger oder stillend): 1,2 mg.

## Folsäure

Dieses Vitamin, auch $B_9$ genannt, ist für die Zellbildung und -regeneration unentbehrlich. Das betrifft u. a. die Blutzellen und damit die Sauerstoffversorgung des Körpers und des Gehirns. Aber auch alle anderen Zellen, beispielsweise die Nervenzellen, benötigen Folsäure. Dieses Vitamin ist außerdem an der körpereigenen Cholinsynthese beteilig – und damit an der Bereitstellung eines Bausteins von Lecithin. Vielfältige Untersuchungen zeigen, dass Folsäure in Deutschland ein echter Mangelnährstoff ist. Mit der Nahrung wird viel zu wenig aufgenommen, noch dazu ist das Vitamin sehr empfindlich gegenüber Licht, Luft und Hitze.

**Gingko und Ginseng**

Diesen beiden Naturprodukten wird eine unterstützende Wirkung bei Gedächtnis- und Konzentrationsstörungen zugeschrieben.

Ginkgo wird bei degenerativer oder vaskulärer Demenz eingesetzt. Ginseng wird zudem eine stärkende Wirkung bei Müdigkeits- und Schwächegefühl bescheinigt. Vorsicht ist allerdings vor einer Operation geboten:
Die Einnahme von Ginsengpräparaten kann die Blutungszeit verlängern.

**Symptome bei Mangel:** Gedächtnisschwäche und verminderte Konzentrationsfähigkeit, aber auch Depressionen, Angstzustände, Reizbarkeit bis hin zu Aggressivität. Außerdem schwächt ein Folsäuremangel das Immunsystem.

**Folsäurereiche Nahrungsmittel:** grüne Blattgemüse, besonders Kohlarten, Spinat und Brokkoli, Leber, Sojabohnen

**Wichtig:** Die Einnahme zahlreicher Arzneimittel kann den Folsäurebedarf zusätzlich erhöhen.

**Empfohlene tägliche Zufuhr bei gesunden Erwachsenen:** Männer: 0,4 mg, Frauen (nicht schwanger oder stillend): 0,4 mg

## Vitamin $B_{12}$

Dieses Vitamin heißt auch Cobalamin. Zusammen mit Folsäure ist Vitamin $B_{12}$ maßgeblich an der Erneuerung von Zellen beteiligt. Es wird in sehr kleinen Mengen von wenigen Millionstel Gramm pro Tag benötigt, Und besonders wichtig: Es ist an der Herstellung von Myelin, der isolierenden Schutzschicht um die Nervenstränge des Rückenmarks und des Gehirns, beteiligt. Damit leistet dieses Vitamin einen großen Beitrag dazu, dass unsere Denkprozesse weiterhin schnell und reibungslos stattfinden können und wir uns erinnern.

**Symptome bei Mangel:** verminderte Konzentrationsfähigkeit, Müdigkeit, Gedächtnisstörungen, Gereiztheit, Verwirrung, Psychosen, Depressionen, Schwächung des Immunsystems

**Vitamin-$B_{12}$-reiche Nahrungsmittel:** Leber, Lachs, Rindfleisch, Hartkäse, Hühnereier

**Wichtig:** Vitamin $B_{12}$ kommt in frischen pflanzlichen Lebensmitteln nicht vor, fermentierte Produkte, wie z. B. Sauerkraut, enthalten Spuren des Vitamins, die aber nicht ausreichen, um die Versorgung sicherzustellen. Vegan (rein pflanzlich) lebende Menschen sollten daher unbedingt angereicherte Lebensmittel oder Nahrungsergänzungsmittel mit Vitamin $B_{12}$ verwenden. Das Vitamin ist hitzeempfindlich, je nach Zubereitungsart kommt es zu Vitaminverlusten von ca. 10 bis 30 %.

Was Senioren wissen sollten: Bei vielen älteren Menschen kommt es durch eine unzureichende Magensäurebildung zu einer Verwertungsstörung. In diesen Fällen sind deutlich höhere Aufnahmemengen (300-500 µg des Vitamins erforderlich).

**Empfohlene tägliche Zufuhr bei gesunden Erwachsenen:** Männer: 3 µg, (0,003 mg) Frauen (nicht schwanger oder stillend): 3 µg (0,003 mg)

## Vitamin E

Dieses Vitamin ist das wichtigste fettlösliche Antioxidanzmittel des Körpers. Es schützt die Zellen im Kampf gegen die freien Radikale und hilft dabei, eine vorzeitige Alterung zu vermeiden. Und es wirkt als natürlicher Blutverdünner, indem es in höheren Dosierungen die Neigung der Blutplättchen, zu verklumpen und damit die Blutbahnen zu verstopfen, herabsetzt.

**Symptome bei Mangel:** Eine unzureichende Versorgung führt zu einer Schädigung der Zellmembranen, die wiederum für den Stofftransport in die Zelle hinein und aus der Zelle heraus so wichtig sind. Außerdem kommt es zu einem verstärkten oxidativen Stress; das kann auch die Nervenzellen im Rückenmark und im Gehirn beeinträchtigen und deren frühzeitige Alterung begünstigen.

**Vitamin-E-reiche Nahrungsmittel:** Sonnenblumenkerne, Weizenkeime, Süßkartoffeln, Distelöl, Lachs, Hühnereier

**Wichtig:** Je mehr mehrfach ungesättigte Fettsäuren mit der Nahrung aufgenommen werden, umso höher ist der Bedarf an Vitamin E. Insgesamt ist die Zufuhr an Vitamin E in Deutschland zu niedrig. Fast die Hälfte der Bevölkerung erreicht nicht die empfohlene tägliche Zufuhr.

**Empfohlene tägliche Zufuhr bei gesunden Erwachsenen:** Männer: 12-15 mg, Frauen (nicht schwanger oder stillend): 11-12 mg

## Zuckersüße Gefahr: Diabetes mellitus und Hirnerkrankungen

Diabetes mellitus, die Zuckerkrankheit, ist eine in Industrienationen rasant zunehmende Stoffwechselerkrankung. Die Übersetzung des Namens deutet darauf hin, was sich hinter dieser Erkrankung verbirgt: „Honigsüßer Durchfluss" nannten die alten Griechen sie, denn alle Diabetiker vereint ein gemeinsames Symptom: die Ausscheidung von Zucker im Harn. Ursache ist eine Überzuckerung des Blutes der Patienten, weil bei ihnen ein Insulinmangel vorliegt oder eine Insulinresistenz. Je nachdem wird in verschiedene Krankheitstypen unterteilt:

Typ 1 wurde früher als Jugend-Diabetes bezeichnet. Ihm liegt eine Störung des Immunsystems (eine Autoimmunerkrankung) zugrunde. Für die Entstehung dieser Krankheit gibt es eine erbliche Veranlagung.

Typ 2 wurde früher Alters-Diabetes genannt. Für diesen Typus sind vor allem langjährige ernährungs- und verhaltensbedingte Ursachen verantwortlich, selbst Kinder erkranken inzwischen daran. Rund 95 % aller Diabetiker werden dem Diabetes Typ 2 zugeordnet.

## Wie eine Epidemie: Die Krankheit des Wohlstandes

Diese durch zu wenig Bewegung und zu üppig portioniertes Essen über Jahre hinweg verursachte Erkrankung ist eine Spezialität der reichen Nationen dieser Welt. In Deutschland gehört Diabetes zu den häufigsten Beratungsanfragen in allgemeinärztlichen Praxen, und bereits 20 % ihrer Gesamtausgaben investieren die gesetzlichen Krankenkassen in die Behandlung von Diabetes-Patienten.

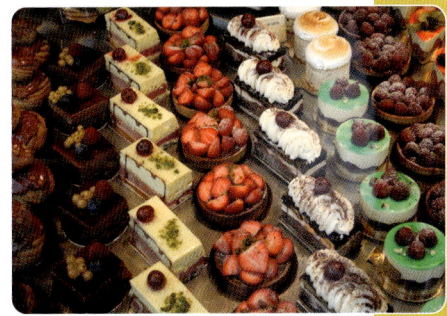

Nach Angaben der Weltgesundheitsorganisation gab es im Jahre 2006 acht Millionen Diabetiker in Deutschland. Für das Jahr 2010 liegt eine Schätzung von mindestens zehn Millionen erkrankten Menschen vor – bei einer Gesamtbevölkerung von rund 80 Millionen!

## Folgeschäden auf das Gehirn

Ein Diabetes mellitus führt zu zahlreichen Folgeerscheinungen und beeinflusst vor allem das Herz-Kreislauf-System. Dabei kommt es durch Gefäßschäden zu einer verminderten Durchblutung und häufig auch zu Herzinfarkt und Schlaganfall. Bekannt und gefürchtet ist die negative Wirkung auf die Durchblutung der Extremitäten mit dem potenziellen Verlust von Zehen, Füßen und Beinen in der Spätphase. Und auch die Belastung auf die Sehfähigkeit bis hin zur Erblindung ist unter Patienten keine Neuigkeit.

Weniger bekannt ist eine potenzielle Verbindung zwischen Diabetes und der Alzheimer-Krankheit. Seit einigen Jahren verdichten sich die Hinweise dafür, dass hier ein Zusammenhang bestehen könnte. In medizinischen Fachkreisen ist es heute kein Geheimnis, dass sich hohe Blutzuckerwerte über einen längeren Zeitraum negativ auf die kognitiven Fähigkeiten des Gehirns auswirken: Der Patient verliert nach und nach die volle Funktionsfähigkeit seiner Gehirnzellen und damit die Grundlage seiner Denkprozesse.

In einer ganz aktuellen Studie von 2010 haben niederländische Wissenschaftler mehr als 2.600 Menschen zwischen 43 und 70 Jahren in einer Langzeitstudie untersucht. Sie konnten nachweisen, dass die an Diabetes Erkrankten einen deutlichen Verlust ihrer geistigen Fähigkeiten gegenüber den Nicht-Diabetikern hinnehmen mussten. Ein wichtiger Faktor war auch die Dauer der Erkrankung: Je länger sie schon bestand, desto größer war der Verlust kognitiver Möglichkeiten.

Für Diabetiker ist es deshalb besonders wichtig, ihre Stoffwechselsituation zu verbessern und gleichzeitig eine gehirngesunde Lebensführung anzustreben. Lecithin und die oben aufgelisteten „freundlichen Helfer" können dabei eine große Hilfe sein.

# Ein kurzer Überblick:
# Wie lässt sich das Gehirn schützen?

- Ein niedriger Cholesterinspiegel schützt das Gehirn vor Durchblutungsstörungen.
- Ohne Zigaretten bleiben auch die Blutgefäße im Gehirn länger gesund.
- Ein Gläschen in Maßen kann hilfreich sein – regelmäßiger Alkoholkonsum schadet.
- Übergewicht begünstigt zahlreiche Folgeerkrankungen und schadet damit auch dem Gehirn.
- Eine abwechslungsreiche Kost mit reichlich Gemüse, Obst und Vollkornprodukten ist die Basis für eine langfristige Gesundheit.
- Regelmäßige Bewegung fördert die Durchblutung und baut Stress ab.
- Denksportübungen und lebenslanges Lernen halten geistig fit.

# 4 Prävention aus dem Kochtopf

Eine Stärkung des Gedächtnisses und eine Regulierung der Stressreaktionen – das lässt sich auch auf eine sehr angenehme Art und Weise erreichen: mit schmackhaften und abwechslungsreichen Mahlzeiten, die reichlich Lecithin enthalten. Und ein schön gestalteter, gemeinsam mit Freunden oder der Familie erlebter Kochabend bereitet obendrein noch Freude. Kochen ist ein kreativer Prozess und beglückt, wenn man sich ein wenig Zeit nimmt und sich bewusst macht, was die Zubereitung von Nahrungsmitteln bedeutet – wir „nähren" damit uns selbst und unsere Lieben. Ob nun als meditatives Erlebnis allein bei angenehmer Musik oder als Gemeinschaftserlebnis mit anderen zusammen – in jedem Fall bereichern uns die aufsteigenden Düfte, die vielen Farben und das verheißungsvolle Brutzeln und Köcheln.

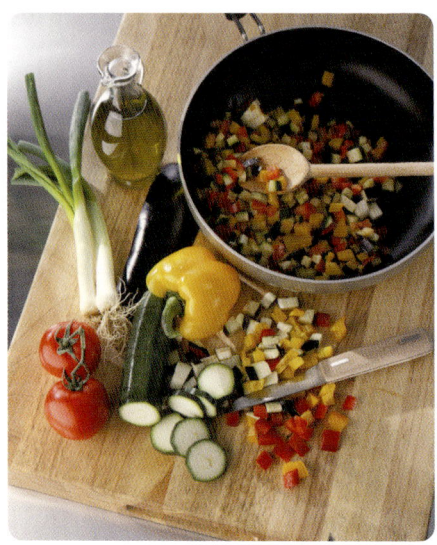

## Cholinmengen in Nahrungsmitteln

| Produkt | Menge | Gehalt in mg |
|---|---|---|
| Rinderleber | 100 g | 520 |
| Hühnerleber | 100 g | 290 |
| Hühnerei | 1 | 250 - 270 |
| Erdnüsse | 100 g | 95 |
| Shrimps | 100 g | 79 |
| Rindfleisch, Filet | 100 g | 66 |
| Lachs | 100 g | 66 |
| Blumenkohl | 100 g | 42 |
| Eisbergsalat | 100 g | 31 |
| Vollkornbrot | 100 g | 13 |
| Kartoffeln | 100 g | 8 |
| Vollmilch | 1 dl | 3 |

(nach Burgersteins Handbuch Nährstoffe, 2007, Angaben auf der Online-Plattform des Deutschen Grünen Kreuzes, 2010, und Zeisel, Steven H.: „Nutritional importance of choline for brain development", 2004)

# 3 Garanten für hohe Qualität

Die Wirksamkeit gesunder Stoffe in den Lebensmitteln ist umso höher, je geringer die Einwirkung von Hitze ist. Obst, aber auch Gemüse, sollte deshalb immer wieder auch roh gegessen oder zumindest schonend gegart und „al dente" verzehrt werden.

Besonders empfehlenswert sind Produkte aus der Region, denn die kommen schnell in den Laden und müssen nicht erst Tausende Kilometer zurücklegen. Auf den Tisch sollte also das kommen, was je nach Jahreszeit direkt und frisch verfügbar ist. Falls das beispielsweise bei Gemüse einmal nicht klappt, sind Tiefkühlprodukte eine gute Alternative. Denn diese Produkte werden erntefrisch gefroren und sind lange gelagerter und transportierter Rohware in ihrem Nährwertgehalt deutlich überlegen.

**Die Vorteile regionaler Produkte:**
Die Lebensmittel landen bald nach der Ernte in der Küche. So bleiben Geschmack und Nährstoffe optimal erhalten. Auf den Tisch kommt eine breite Palette von Produkten. Denn im Laufe eines Jahres variieren die Feldfrüchte. So ist Vielfalt garantiert und einer einseitigen Ernährung wird vorgebeugt!

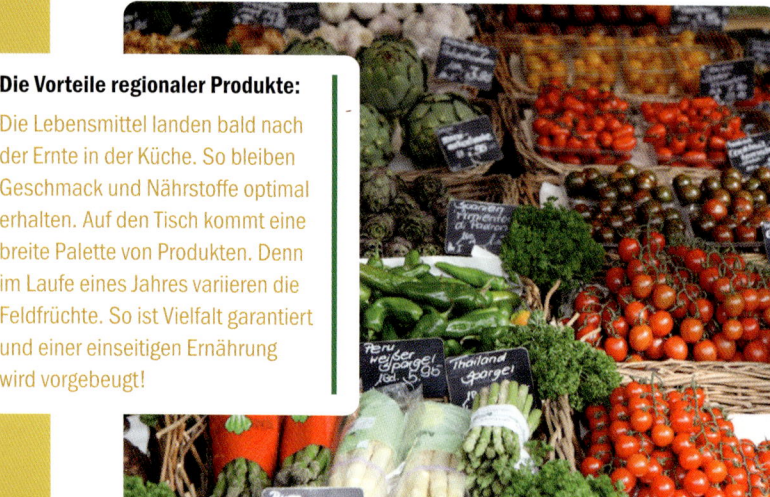

## Nüsse statt Chips

Wenn sich abends auf der Couch die Lust auf Knabbereien einschleicht, dann kann man ruhig knabbern – aber intelligent! In Maßen genossen bieten folgende Produkte eine gesunde und schmackhafte Alternative:

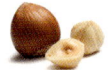 Haselnüsse sind eine gute Quelle für Vitamin E und Lecithin.

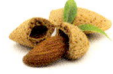 Mandeln liefern neben vielen Ballaststoffen auch Vitamin E, Magnesium und Kalzium.

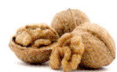 Walnüsse enthalten Omega-3-Fettsäuren und

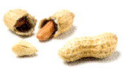 Erdnüsse (die in Wahrheit keine Nüsse, sondern Hülsenfrüchte sind) versorgen uns mit Lecithin, Magnesium und Zink.

## Soja: Ein ganz besonderes Böhnchen

Die Sojabohne (botanischer Name Glycine max) ist eine Kulturpflanze mit jahrtausendealter Vergangenheit. Diese einjährig wachsende Pflanze aus der Familie der Hülsenfrüchte wurde zunächst in China, Japan und im südostasiatischen Raum als wichtiges Nahrungsmittel geschätzt. Im 18. Jh. kam sie nach Europa und in die USA und heute hat sie längst den Sprung zu einer weltweiten Karriere geschafft. Die Sojabohne beeindruckt durch ihren hohen Gehalt an leicht verdaulichem Eiweiß. 100 g gegarte Sojabohnen und andere Sojaprodukte enthalten immerhin etwa 16 g Eiweiß. Ungewöhnlich für eine Bohne hat Soja einen Ölanteil von 14 bis 24 %, was sie heute zur global erfolgreichsten Ölsaat-Pflanze gemacht hat, nicht nur als Lebensmittel, sondern auch als Grundlage für Biodiesel.

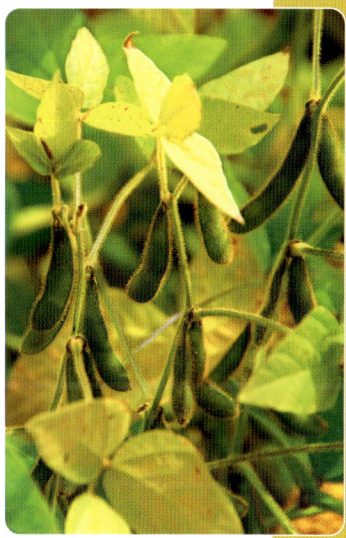

Aber die Sojabohne bietet noch mehr: Sie liefert reichlich Lecithin, und das in einer Qualität, an die kein anderes Lebensmittel herankommt. Bei einem Anteil von etwa 1,5 % Lecithin muss man allerdings sehr viel von der Bohne essen. Nehmen Sie Lecithin als Nahrungsergänzungsmittel zu sich, ist es in der Regel ein Präparat, das aus der Sojabohne gewonnen wurde. Denn Soja-Lecithin kann vom Körper besonders gut verwertet werden.

# Rezepte

## Maritime Vorspeise: Eiersalat mit Räucherlachs und Rucola

**Zutaten**
Als Vorspeise für 4 Personen,
als Hauptspeise für 2 Personen

- 4 Eier
- 2 EL Olivenöl
- 100 g saure Sahne oder Sojajogurt
- 1 kleiner Bund Rucola (Rauke)
- 2 TL Zitronensaft
- 1 mittelgroße Frühlingszwiebel
- 100 g geräucherter Lachs
- 2 EL Krabben
- ½ rote Paprika
- Salz, Pfeffer

**Zubereitung:**

1. Die hart gekochten Eier pellen und in Achtel („Eierschiffchen") schneiden. Ein paar „Schiffchen" für die Dekoration aufbewahren, die restlichen noch einmal in der Mitte durchschneiden und in die Schüssel legen.

2. Die Rucola-Blätter kleinschneiden und zu den Eiern hinzufügen. Drei, vier Blättchen zum Dekorieren aufbewahren.

3. Aus einer frischen Zitrone 2 TL Saft pressen und über die Eier gießen.

4. 1 TL Olivenöl und die saure Sahne bzw. den Sojajogurt miteinander verrühren, mit Salz und frisch gemahlenem Pfeffer abschmecken.

5. Paprika in kleine Würfelchen schneiden.

6. In einer kleinen Pfanne 1 TL Olivenöl erhitzen und die Paprika und Krabben dazugeben, ein paar Minuten bei kleiner Hitze leicht anbraten. Den ausgetretenen Saft abgießen und die Zutaten kurz abkühlen lassen.

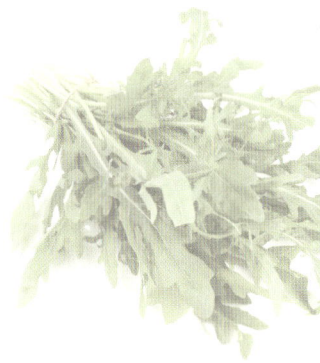

*7. Währenddessen die Frühlingszwiebel mit den grünen Stängeln fein schneiden und über die Eier streuen.*

*8. Den Lachs in feine Streifen von ca. 2 cm Länge schneiden, zusammen mit den abgekühlten Krabben und der Paprika in die Schüssel legen. Nun auch die Soße unterheben und vorsichtig mischen.*

Dazu wird frisches Vollkorn-Baguette serviert.

*9. Den Salat mit den übrig gebliebenen Eierschiffchen und der Rucola dekorieren und noch einen Hauch Pfeffer darüber mahlen.*

## Das besondere Gericht für einen Festtag: Rindfleisch nach asiatischer Art

**Zutaten**
Zubereitungszeit: ca. 60 min
Als Hauptspeise für 2 Personen

250 g mageres Rindfleisch, z. B. Schulter oder Hüfte

2 EL Sojasoße

1 TL Honig

5 EL Sesamöl

200 g frische Sojasprossen

1 kleine rote Paprika

1 kleine gelbe Paprika

2 mittelgroße Möhren

4 Frühlingszwiebeln

1 Bund Blattpetersilie

1 kl. Stück frischen Ingwer, ca. 10 g

abgeriebene Schale einer Bio-Zitrone

1 Knoblauchzehe

4 EL Kokosmilch (Asia-Laden)

1 große Tasse Reis (200 ml)

**Zubereitung:**

1. Das Fleisch waschen und mit Küchenpapier abtrocknen. In dünne Scheiben schneiden und dann die Scheiben in längliche Streifen aufteilen. Einen EL Sesamöl mit 2 EL Sojasoße vermischen und alles mit dem Honig anrühren. Dann das Fleisch darin einlegen, gründlich mit der Soße vermischen und ca. 30 Minuten in der Marinade ruhen lassen.

2. Den Reis kochen – je nach verwendeter Sorte dauert das zwischen 10 und 30 Minuten.

3. Während der Reis kocht, das gewaschene Gemüse zubereiten (Achtung: bei schnell kochendem Reis, der nur 10 Minuten braucht, das Gemüse vorher vorbereiten): Die Frühlingszwiebeln in ganz feine Ringe, die Möhren in dünne Scheiben und die Paprika in kleine Würfel schneiden. Die Blattpetersilie klein hacken (zwei Stängel für die Dekoration übrig lassen), den Ingwer darüberreiben und die Knoblauchzehe dazupressen. Nun die abgeriebene Schale der Bio-Zitrone hinzufügen.

*4. 2 EL Sesamöl in einer Pfanne erhitzen und das vorbereitete Gemüse und die Sojasprossen bei mittlerer Hitze etwa 8-10 Minuten anbraten. Die Pfanne von der Herdplatte herunternehmen und zum Schluss mit 4 EL Kokosmilch ablöschen, das verleiht dem Gemüse einen sahnigen Geschmack. Das Gemüse durch einen Pfannendeckel vor Auskühlung schützen.*

*5. In einer zweiten Pfanne auf der noch heißen Herdplatte 2 EL Öl auf höchster Stufe erhitzen und das marinierte Rindfleisch ein bis zwei Minuten anbraten. Dann den Herd auf mittlere Heizstufe stellen, die Marinade dazugießen und alles noch etwa 5 bis 6 Minuten brutzeln lassen.*

*6. Fleisch und Gemüse nach Geschmack mit Salz und Pfeffer würzen, auf den Tellern anrichten und den Reis dazu garnieren. Den weißen Reis mit je einem Stängel Blattpetersilie dekorieren.*

## Zum Nachtisch wird es bunt: Heidelbeer-Sojamilch-Shake

**Zutaten**
**Zubereitungszeit: ca. 10 min**
**Als Nachspeise für 2 Personen**

120 g Heidelbeeren

2 TL Honig (am besten schmeckt ein heller Honig dazu)

300 ml Sojamilch

½ Schote frische Vanille (oder etwas Vanillearoma zum Backen)

Zitronensaft nach Geschmack

1 große frische blaue Pflaume, weich und reif

2 gelbe Servietten

*Zubereitung:*

1. Die Heidelbeeren am besten einzeln verlesen. Dabei darauf achten, dass keine angeschimmelten Stellen zu sehen sind, das wirkt sich negativ auf den gesamten Geschmack aus. Die Heidelbeeren waschen und zu Dekorationszwecken sechs Prachtstücke übrig lassen.

2. Pflaume waschen, trocknen, entkernen und das Fruchtfleisch klein schneiden.

3. Beeren und die Pflaume pürieren, Honig und Vanille dazumischen und alles unter die Sojamilch rühren.

4. Nach Geschmack ein paar Tropfen Zitronensaft hinzugeben.

5. Den rotblauen Sojamilch-Shake in einem Glas servieren, das auf einer gelben Serviette präsentiert wird. Dabei jeweils drei Heidelbeeren wie blaue Tropfen seitlich vom Glas auf die Serviette legen – das Auge isst mit!

# Bewegende Argumente

Körperliche Bewegung ist für einige Menschen ein Reizthema. Es gibt echte Bewegungsmuffel, besonders unter den Erwachsenen. Der Spaß, den Menschen in jungen Jahren daran haben, ihren Körper und seine Möglichkeiten auszuprobieren, geht uns im Laufe des Lebens leider oft verloren. Dafür sorgen etwa schlechte Sitzgelegenheiten, die Rückenschmerzen bereiten, einengende oder hohe Schuhe, die sich nicht für Spaziergänge eignen, sondern nur für elegante Auftritte, oder immobile Arbeitsbedingungen, z. B. das stundenlange Sitzen vor einem Bildschirm oder das Stehen hinter der Verkaufstheke. Aber auch die selbstverständliche Technisierung unserer Umwelt, wo Aufzüge uns das Treppensteigen abnehmen und das Telefon die Abstimmung mit der Kollegin vom gleichen Flur ganz bewegungsarm gestaltet. Und natürlich verführt uns das Auto als allzeit bereites Fortbewegungsmittel dazu, das Fahrrad zu Hause stehen zu lassen, damit wir nicht verschwitzt bei der Arbeit ankommen. Die Bewegung, die wir dadurch tagtäglich „einsparen", fehlt uns dann an anderer Stelle: beim Denken.

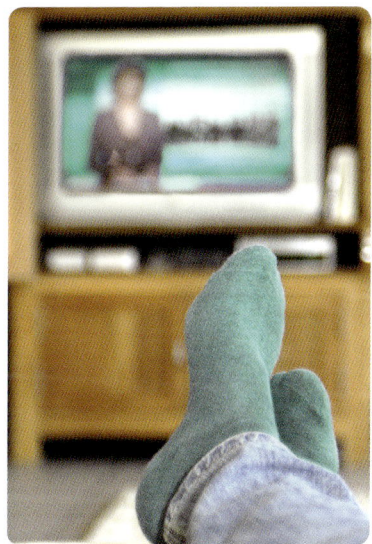

Bewegung gehört bedauerlicherweise für viele Menschen nicht zum normalen Alltag, sie bevorzugen „Entspannung" auf der Couch.

**Exkurs**

## Ein bewegter Körper bewegt den Geist

Die Fähigkeit, lernen und etwas in Erinnerung behalten zu können, steht in direkter Abhängigkeit zur körperlichen Bewegung eines Menschen, und das nicht nur in dessen kindlicher Entwicklungsphase. Dazu sagt Prof. Dr. Heinz Schirp von der Universität Münster:

*„Lernen ist in hohem Maße auf Bewegung angewiesen. Bewegungen helfen uns dabei, unsere räumliche Umgebung differenziert wahrzunehmen. Im Gehirn entstehen dabei Muster, die etwa für die Entwicklung räumlicher, zeitlicher, sozialer, kognitiver und emotionaler Vorstellungen unverzichtbar sind. Bewegungskoordination ist daher eine wichtige Voraussetzung für allgemeine Lernprozesse."*

Natürlich ist es für kleine Kinder besonders wichtig, sich auch über ihre körperlichen Fähigkeiten Zugang zur Welt zu verschaffen. Aber auch Ältere profitieren davon, ihre Muskeln spielen zu lassen, ihre Koordination zu trainieren und ihre Orientierung im Raum zu üben. Denn die Nervenverbindungen, die dadurch neu entstehen und immer weiter ausgebaut werden, helfen auch bei der Ausbildung von Denkprozessen.

Wer also gezielt mehr Bewegung in den Alltag einbindet, tut aktiv etwas für seine Fähigkeit, auch mit zunehmendem Alter etwas Neues lernen und behalten zu können.

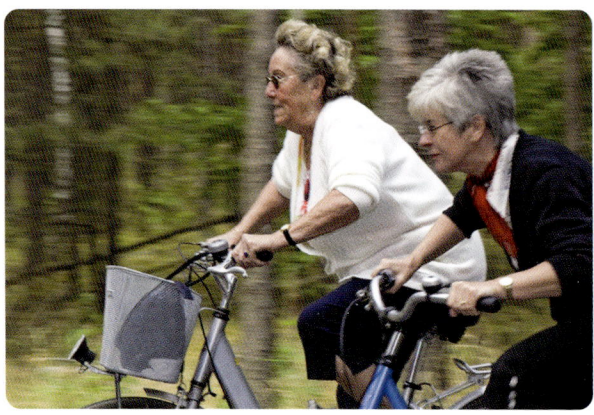

## Was hilft am besten?

„Die Erfahrung zeigt, dass Bewegung dem Abbau der geistigen Leistung vorbeugt", schreiben stellvertretend für viele Kollegen aus der Sportwissenschaft, Medizin und den Heilberufen die Ernährungs- und Sportwissenschaftler Dr. Gerhard und Beate Schmitt. Aber welche Art der Bewegung hilft nun am besten, um das Gehirn auf Dauer fit zu halten? Es gibt einige ganz einfache Richtlinien:

## Exzesse vermeiden:

Milder Ausdauersport schafft eine wunderbare Grundlage für gehirngesunde Bewegung, exzessive sportliche Einsätze dagegen brauchen unnötig die körperlichen Ressourcen auf und schaffen eine „Notsituation" des Körpers.

## Also:

Besser wandern als Marathon laufen, besser auf ebener Strecke Rad fahren als mit 10%iger Steigung.

## Lieber wenig und oft als viel und selten:

Besonders empfehlenswert sind Bewegungen, die zwar unspektakulär erscheinen, die dafür aber jeden Tag ein paar Minuten lang in den Alltag eingebaut werden können.

## Also:

Besser viermal pro Tag 20 Minuten mit dem Hund rausgehen als ein Mal die Woche eine zweistündige Radtour machen. Besser zehnmal von der Küche ins Wohnzimmer gehen, als ein Mal mit voll bepacktem Tablett den Abendbrottisch decken.

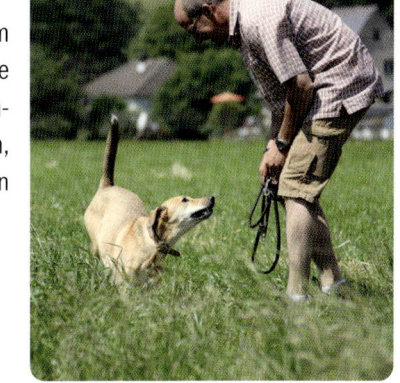

## Bunte Vielfalt statt graues Einerlei:

Die Bewegungsabläufe variieren, mal etwas für den Muskelaufbau tun, mal etwas für das Gleichgewicht und dann wieder etwas für die Geschmeidigkeit von Sehnen und Muskeln.

## Also:

Besser verschiedene Bewegungen miteinander mixen statt immer wieder nur die Oberarmmuskeln zu trainieren.

# Zwei Übungen für zwischendurch

Mit diesen beiden Übungen lässt sich die Zusammenarbeit von beiden Gehirnhälften aktivieren und damit die Denkprozesse anregen.

## Zurück in die 1. Klasse: Lernen Sie neu zu schreiben

Nehmen Sie ein großes Blatt Papier (DIN A4) und zwei Stifte zur Hand, und los geht es – zurück in die Vergangenheit! Nehmen Sie jeweils einen Stift in die rechte und in die linke Hand, und nun wird es spannend: Können Sie Ihren Vor- und Zunamen schreiben – mit beiden Händen auf einmal? Schreiben Sie so, als ob Ihre Hände durch eine unsichtbare Verbindung miteinander in Kontakt ständen. Wenn Sie also Anne mit Vornamen heißen, dann schreiben Sie das große A gleichzeitig, mit rechts und links. Und auch die beiden N und das E am Ende werden zusammen aufs Papier gebracht. Keine Hand sollte schneller fertig werden als die andere.

Wenn das gut geklappt hat, dann steigern Sie sich: Malen Sie einen langen Strich mitten durchs Blatt, sodass Sie eine rechte und eine linke Seite haben. Nun schreiben Sie so, als ob dieser Strich ein Spiegel wäre: Rechtshänder schreiben mit der rechten Hand in der normalen Schreibrichtung und mit der linken spiegelverkehrt. Linkshänder machen es umgekehrt. Auch hier sollten Sie gleichzeitig fertig werden.

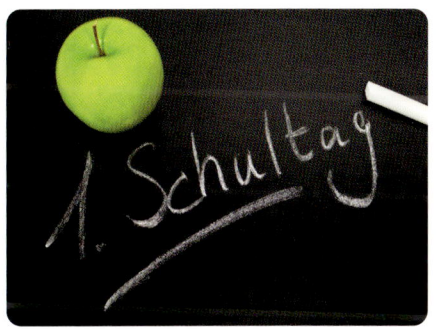

Es kann sehr viel Spaß machen, noch einmal neu anzufangen und Dinge, die wir immer wieder auf die gleiche Weise machen, ganz neu umzulernen.

## Behalten Sie den Überblick!

Stellen Sie sich aufrecht hin, die Beine sind hüftbreit auseinander, die Knie und die Zehen zeigen in die gleiche Richtung. Nun geht es los:

Beginnen Sie mit dem linken Fuß: Lassen Sie die Ferse am Boden, heben Sie die Zehen und den vorderen Fußballen hoch und legen Sie sie wieder ab, als ob Sie die Kupplung beim Autofahren durchdrücken müssten. Wiederholen Sie das nun während der gesamten Übung.

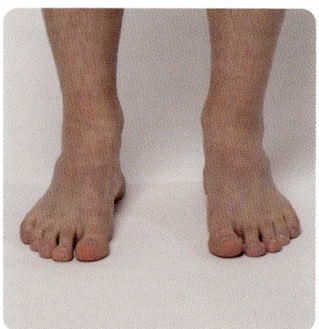
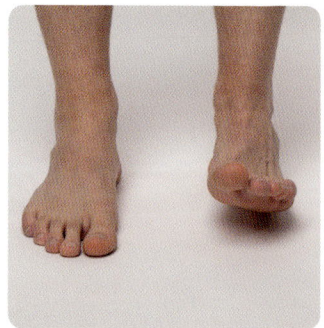

Nehmen Sie die rechte Hand dazu: Drehen Sie die Hand im Handgelenk im Uhrzeigersinn herum, ohne Pause, während der gesamten Übung.

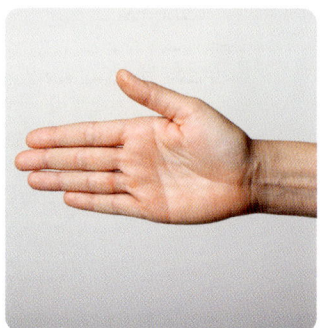
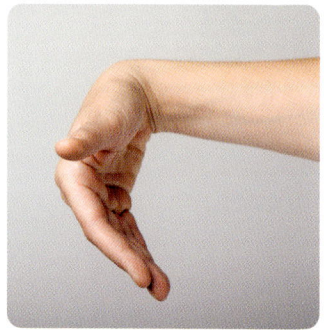

Nun prüfen Sie: Geht der Fuß noch von oben nach unten oder dreht er sich wie die Hand? Oder winken Sie mit der Hand wie mit dem Fuß? Beide sollten ihre Aufgabe erledigen, ohne dass sie sich gegenseitig beeinflussen.

**Für Fortgeschrittene:**

Nehmen Sie die linke Hand dazu: Machen Sie eine Greifbewegung, als ob Sie einen Softball in der Hand ausdrücken. Öffnen Sie die Hand wieder und drücken Sie den „Ball" anschließend immer wieder aus. Lassen Sie sich von den Bewegungen der anderen Hand und des Fußes nicht irritieren – jedes Körperteil macht seins!

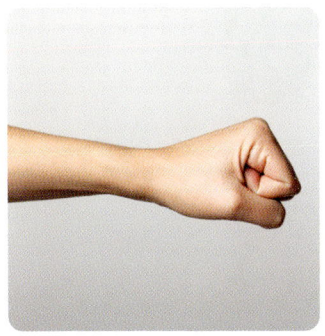 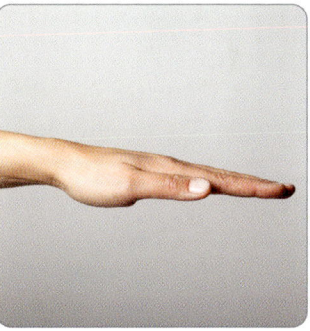

# Glossar

**Antioxidantien** – Substanzen, die vor dem Angriff von freien Radikalen schützen können, indem sie selbst mit den freien Radikalen reagieren und sie auf diese Weise daran hindern, körpereigene Bestandteile anzugreifen. Zu den Antioxidantien gehören z. B. Vitamin C, Vitamin E und Selen.

**Axon** – Lange, strangförmige Teile der Nervenzelle. Die meisten Nervenzellen besitzen nur ein Axon, es gibt aber Zellen, die über ein verzweigteres Netz an diesen Nervenfasern verfügen.

**Cholin** – Wichtiger Bestandteil von Lecithin. Der chemische Name von Lecithin lautet Phosphatidylcholin. Cholin braucht der Körper, um beispielsweise Acetylcholin herzustellen, einer der wesentlichen Neurotransmitter, der das Verhalten und die Gefühle eines Menschen im Gehirn steuert. Cholin hat aber auch noch zahlreiche andere sehr wichtige Funktionen im Körper, es unterstützt z. B. das Enzymsystem in der Leber bei der Entgiftung, ist am Aufbau von Zellwänden im gesamten Körper beteiligt und wird benötigt, um die Myelinscheide herzustellen.

**Emulgator** – Stoff, der über die Fähigkeit verfügt, Wasser und Fett harmonisch miteinander in Verbindung zu bringen, indem er als Lösungsvermittler dient. Emulgatoren findet man z. B. in der Kosmetik (Cremes, Make up), in der Medizin (Salben), in der Küche (Spülmittel) oder in der Nahrungsmittelindustrie (Backzubereitungen, Mayonnaise).

**Freie Radikale** – Sehr reaktive und dadurch aggressive Atome oder Moleküle, die eine chemische Verbindung eingehen möchten. Dafür brechen sie andere bestehende Verbindungen auf und katapultieren die alten Bindungspartner nach draußen. So entstehen neue bindungslose Substanzen, die ihrerseits versuchen, wieder in eine Bindung hineinzukommen: Es entwickelt sich eine Lawinenwirkung, bei der immer mehr Beteiligte mitgerissen werden. Dieser Prozess kann immer stärker um sich greifen und in Zellen und Organen eine zerstörerische Wirkung entwickeln.

**Myelinscheide** – Aus Fetten bestehende Schicht, die sich isolierend um die Axone der Nervenzellen legt. Damit sichert die Myelinscheide eine verlässliche Weiterleitung der Botschaften, die über die Nervenbahnen transportiert werden, und vermeidet Streuverluste: Sie hält die Gedanken zusammen und beständig am Laufen. Außerdem ermöglicht eine intakte Myelinscheide ein schnelleres Denkvermögen.

**Neurotransmitter** – Chemische Substanzen, die als Botenstoffe ausgesendete Signale über den synaptischen Spalt von einer Zelle zur anderen begleiten. Sie wirken wie ein kleines Fährschiff, das Passagiere von einem Ufer ans andere bringt.

**Phospholipid** – Besondere Form von Fetten mit einer angehängten Phosphatgruppe. Phospholipide sind ein essenzieller Bestandteil jeder Zellmembran.

**Synaptischer Spalt** – Raum zwischen zwei Nervenzellen, über den jeder elektrische Impuls von einer Zelle zur anderen „springen" muss, damit die Zellen miteinander kommunizieren können. Bei diesem Sprung helfen ihm so genannte Neurotransmitter: Sie bringen die elektrische Botschaft sicher an die andere Seite des synaptischen Spaltes. Fehlen sie, stagniert die Zellkommunikation.

**Zellmembran**
Die Außengrenze jeder Zelle; man kann dazu auch Zellwand sagen. Zellmembranen finden sich auch innerhalb der Zelle, um die einzelnen Zellräume – z. B. die Mitochondrien, den Zellkern oder das endoplasmatische Retikulum – voneinander abzugrenzen.

# Sachverzeichnis

**A**ggressivität 36
Alkohol 21, 41
Alpha-Linolensäure 34
Alzheimer-Krankheit 15 ff.
Angstzustände 34, 36
Antioxidanzien 26, 38
Axon 11
Azetylcholin 17, 19, 21
**B**ewegung als Lernprozess-Faktor 52
Biochemie der Gedanken 11
Blutverdünner, natürlicher 38
Botenstoffe 12
British Heart Foundation 29
Brustkrebs 30
**C**holesterin 27 ff.
Cholesterinspiegel 29, 41
Cholesterin-Transporthilfe 28
Cholin 18 ff,. 21 ff., 24, 29, 30, 36, 43
Cholinmengen in Nahrung 43
Cobalamin 37
**D**auerstress 25 f.
Demenz, vaskuläre 16 f.
Demenzfälle, in Deutschland 15
Demenzunterscheidung 15 ff.
Denkgeschwindigkeit 13, 22
Denksportübungen 41
Depressionsneigung 34, 36, 37
DHA 34
Diabetes mellitus 39
Dschungelautobahn-Prozess 8 f., 10
Durchlässigkeit der Zellwand 27
**E**ier 29, 46
Elektrische Impulse 12, 22, 33
Emulgator 20
Endoplasmatisches Retikulum 11
EPA 34
Erinnerungsblockade 10 f.
Eselsbrücke 9
**F**altenprävention 28
Fettabbau in der Leber 20
Fettverdauung 27 f.

Folsäure 36
Freie Radikale 25 ff., 30, 38
**G**allensäure 28
Gedächtnis 7 ff., 10, 14, 15, 17, 24, 34
Gedächtnisblockade 10 f.
Gedächtnisschwäche 21, 33, 34, 36, 37
Gedanken 22
Gedankenautobahnen 8 ff.
Gedankengeschwindigkeit 13, 22
Geschlechterunterschied beim Lernen 23
Geschlechterunterschied bei Studien-
 ergebnissen 31
Gingko 36
Ginseng 24, 36
Golgiapparat 11
**I**mmunabwehr 21
Immunsystem, Schwächung 33 ff., 36, 37
Informationen, überflüssige 10
Innereien als Nahrungsmittel 33
Informationsspeicherung 14
**K**altwasserfische 34
Knabbereien gesunde 44
Konzentration 16 ff., 18, 21, 23, 36 f.
Koordination 52
Krämpfe 34
**L**angzeitgedächtnis 33
Lebenslanges Lernen 41
Leberkrebs 29
Leberverfettung 27 ff.
Lernen im Alter 13 f.
Lernfähigkeit, gestörte 33
Lernstrategien von Kindern 13 f.
Lernunterschiede nach Geschlecht 23
Lernvorgang 8, 13
Lecithin als Nahrungsergänzung 24, 45
Lecithin, empfohlene Zufuhr 24
Lecithin-Mehrverbrauch 21
**M**itochondrien 11
Monatszyklus der Frau 31
Motorikverlust 15
Muskelaufbau 35

Muskelzuckungen 34
Müdigkeit 37
Myelinisierungsgrad nach Geschlecht 23
Myelinscheide 12
**N**ervenfasern 11 ff.
Nervenverknüpfungen 15
Nervenzelle 11 ff.
Neuron 12
Neurotransmitter 12
Nüsse 44
**O**mega-3-Fettsäuren 34
Omega-6-Fettsäuren 34
Operationen 35
Orientierung 52
Oxidation 26, 30
Oxidativer Stress 26, 30, 38
**P**hosphatidylcholin 18 f.
Phosphatidylinositol 18
Phosphatidylserin 18, 33
Phospholipide 18
Prüfungsphasen 21
Psychosen 37
Pyridoxin 35
**R**auchen 25
Reizbarkeit 36, 37
Regionale Produkte 43 ff.
Rezepte 46 ff.
Ribosomen 11
**S**chlaf 14
Schlaflosigkeit 34
Schlaganfall 16
Schwangerschaft 21, 24
Sojabohne 45
Sonnenbad, exzessives 25
Stillzeit 21
Stress 25 ff.
Studien, wissenschaftliche 31
Synaptischer Spalt 12
**T**iefkühlprodukte 43
**Ü**bung für geistige Koordination 55
Übung für körperliche Koordination 56 f.

**V**akuolen 11
Vegan leben, Probleme 37
Verfettung der Leber 27 ff.
Vergessen 9 ff., 17, 33
Verknüpfungen 15
Verlust kognitiver Fähigkeiten 15 ff., 40
Vitamin $B_6$  35
Vitamin $B_9$  36
Vitamin $B_{12}$ 37
Vitamin E  38
**Z**ellalterung  25 f., 38
Zellerneuerung 36, 37
Zellkern 11
Zellkommunikation 12, 19
Zellkörper 11
Zellmembran 11, 27
Zigaretten 41

# Literaturverzeichnis

Bankhofer, Hademar; Huber, Johannes; Hewson, Elisabeth: „30 Wege aus dem Stress. Stressphasen, Stressfaktoren, Naturheilmittel – Lecithin & Co.", Kneipp Verlag, Wien 2007

Burgerstein, Lothar et al.: „Burgersteins Handbuch Nährstoffe", 11. Auflage, Karl F. Haug Verlag, Stuttgart 2007

Carter, Rita: „Reise durch ein außergewöhnliches Organ. Hirnforschung: Neuron und Synapse", Spektrum der Wissenschaft, Gehirn & Geist, Nr. 10/2010, S. 67-71

Nooyens, A. C. J. et al: „Type 2 Diabetes and Cognitive Decline in Middle-Aged Men and Women", Diabetes Care 2010, Band 33, S. 1964-1969

Olbrich, Ingeborg; Fasching, Peter: „Supplementierung von Mikronährstoffen im Alter (Teil I)", Journal für Ernährungsmedizin 2006, 8(3), S. 6-10

Sachan, Dileep S.; Hongu, Nobuko; Johnsen, Maike: „Decreasing Oxidative Stress with Choline and Carnitine in Women", in: Journal of the American College of Nutrition 2005, 24(3), S. 172-176

Schmitt, Beate; Schmitt, Gerhard: „Zellenergie ist Lebensenergie", LebensBaum Verlag, Bielefeld 2009

Seiler, Johannes: „Frühes Lernen kann Gehirnareale vergrößern", Interview mit Professor Christian Elger, Direktor der Bonner Universitätsklinik für Epileptologie, Bonner Generalanzeiger, Ausgabe vom 26./27. Juni 2010, S. 6

Shannon, Jackilen et al.: „Food and botanical groupings and risk of breast cancer: A case-control study in Shanghai, China", in: Cancer Epidemiology, Biomarkers & Prevention 2005, 14(1), S. 81-90

Schirp, Heinz: Vortrag zum Thema „Wie lernt unser Gehirn? Neurowissenschaftliche Befunde und neurodidaktische Anregungen", Lennestadt, 23.10.2010

Zeisel, Steven H.: „Nutritional importance of choline for brain development", in: Journal of the American College of Nutrition 2004, 23, S. 621-626

Xu, Xinran; Gammon, Marilie D.; Zeisel, Steven H. et al.: „Choline metabolism and risk of breast cancer in a population-based study", in: The FASEB Journal 2008 (The Federation of American Societies for Experimental Biology), 22, S. 2045-2052

## Internet-Quellen

www.apotheken-umschau.de

www.aerztezeitung.de

www.dgk.de
>Das Deutsche Grüne Kreuz ist die älteste gemeinnützige Vereinigung (e. V.) zur Förderung der gesundheitlichen Vorsorge und Kommunikation in Deutschland (seit 1948).

www.heilpflanzen-welt.de

www.orthomolekular-medizin-heilverfahren.de/wissenswertes/stoff_krankheit.htm
>Hier finden Sie eine Empfehlungsliste der „Münchner Gesellschaft zur Förderung der Orthomolekularen Medizin" (MOMM, seit 1994) zu verschiedenen Krankheiten/Störungen und Nährstoffe, die heilsam dagegen eingesetzt werden können. Lecithin wird u. a. empfohlen bei Lern- und Gedächtnisstörungen.

www.phytodoc.de/heilpflanzen

## Bildverzeichnis

fotolia: Titel (2), U2/S.1, S. 7, S. 8, S. 10 (2), S. 13 (2), S. 14, S. 15, S. 16, S. 18, S. 19, S. 20, S. 23, S. 25, S. 26, S. 28, S. 29, S. 31, S. 32 (2), S. 39, S. 41, S. 42 (2), S. 44 (5), S. 45, S. 46, S. 47, S. 49 (3), S. 50, S. 51, S. 52, S. 53, S. 55
shutterstock: Titel
wikipedia: S. 11, S. 22
ad department: S. 17
Björn Gaus: S. 56 (4), S. 57 (2)

■ „Der Genuss Cholin-reicher Lebensmittel wie Eier, Vollmilch und Fleisch kann das Risiko, an **Brustkrebs zu erkranken, senken.** Diesen Schluss lässt zumindest eine Fallkontroll-Studie mit über 3.000 Frauen zu."

Artikel in der Ärzte Zeitung vom 08.04.2008

■ „Lecithin ist wichtig für **die Zellatmung** und für die Tätigkeit der Enzyme, es erhöht die Beweglichkeit und die Durchdringbarkeit der Zellwände und **erleichtert so den Stoffaustausch.**"

Hademar Bankhofer, Johannes Huber, Elisabeth Hewson:
30 Wege aus dem Stress, Kneipp Verlag, 2007